Wer krank ist, sollte wenigstens etwas davon haben. Daß die Tage im Bett lang sind, kann auch von Vorteil sein. Vor allem für Leute, die gerne lesen. So mancher hat sich nämlich schon gesund gelesen. Besonders gut funktioniert das, wenn Bücher zum Lachen animieren.

Es darf gelacht werden in diesem Buch, ausgiebig und herzhaft! Das ist wichtig, denn Lachen ist ja bekanntlich immer noch die beste Medizin.

Natürlich kommen auch Fachleute zu Wort. Medizin ist eine ernste Angelegenheit. Außer Ärzten geben Schriftsteller und Philosophen und nicht zuletzt professionelle Kranke wertvolle Hinweise für den Umgang mit Unpäßlichkeiten aller Art. Christian Morgenstern, Erich Kästner, Kurt Tucholsky, Max Frisch, Robert Gernhardt und viele andere erzählen von erlebten Krankheiten und überstandenen, von eingebildeten Kranken und wieder Gesundeten, von überraschenden Heilungen und sonderbaren Heilmethoden und nicht zuletzt von den heilenden Kräften der Literatur. Es geht jedoch nicht nur darum, wie man gemütlich in einem warmen Bett liegt, während sich draußen der November einregnet. Es geht auch darum, wie heilsam es sein kann, wenn man endlich mal Zeit findet, sich über lange Unerledigtes Gedanken zu machen oder sich auf Dinge zu freuen, die man in Angriff nehmen wird, wenn es einen erst wieder hat – das Leben, das gelebt sein will.

Dieses Buch ist also, wenn man so will, Medizin für den Kopf, von dem ja so vieles abhängt – ohne Risiken, aber vielleicht mit Nebenwirkungen ...

Günter Stolzenberger lebt als wissenschaftlicher Autor und Herausgeber in Frankfurt am Main und hat bereits zahlreiche Anthologien veröffentlicht. Im insel taschenbuch sind bisher von ihm erschienen: *Für immer und ewig* (it 2819), *Meer in Sicht* (it 2931), *Gedichte für Kinder* (it 3067), *Die schönsten Tiergeschichten für Kinder* (it 3237), *Ringelnatz für Boshafte* (it 3357), *Die schönsten Weihnachtsgeschichten für Kinder* (it 3442), *Mark Twain für Boshafte* (it 3473).

insel taschenbuch 4095
Gute Besserung

Gute Besserung

Geschichten und Gedichte
zum Gesundlesen

Ausgewählt
von Günter Stolzenberger

Insel Verlag

Umschlagabbildung: Pablo Picasso
Bouquet de l'Amitié, Fleurs et Mains, 1958
© Succession Picasso / VG Bild-Kunst, Bonn 2011

insel taschenbuch 4095
Erste Auflage 2011
Insel Verlag Berlin 2011
© Insel Verlag Frankfurt am Main und Leipzig 2001
Alle Rechte vorbehalten, insbesondere das der Übersetzung,
des öffentlichen Vortrags sowie der Übertragung
durch Rundfunk und Fernsehen, auch einzelner Teile.
Kein Teil des Werkes darf in irgendeiner Form
(durch Fotografie, Mikrofilm oder andere Verfahren)
ohne schriftliche Genehmigung des Verlages
reproduziert oder unter Verwendung elektronischer Systeme
verarbeitet, vervielfältigt oder verbreitet werden.
Quellenhinweise am Schluß des Bandes
Vertrieb durch den Suhrkamp Taschenbuch Verlag
Umschlaggestaltung: bürosüd, München
Satz: Hümmer GmbH, Waldbüttelbrunn
Druck: CPI – Ebner & Spiegel, Ulm
Printed in Germany
ISBN 978-3-458-35795-7

1 2 3 4 5 6 – 16 15 14 13 12 11

Inhalt

Alles wird gut

Schön krank
oder Sich legen bringt Segen

Wo tut's denn weh?

Über das Leben oder *Irgendwas ist immer*

Am eigenen Zopf

Endlich mal Zeit

Das kleine Glück ist überall

Das Veto des Körpers

Erstaunliche Sichtweisen

Das Katastrophenprinzip
oder *Wunder gibt es immer wieder*

Vorsicht: Eingebildete Krankheiten
sind ansteckend!

Von führenden Dichtern empfohlen

Abenteuer auf Station B

Des Menschen Pille ist sein Himmelreich

Alles für die Gesundheit

Alles wird gut

MARK TWAIN

*Als Tom einmal die Schule
schwänzen wollte*

Der Montagmorgen fand Tom Sawyer in trübseliger Stimmung. Das war jeden Montagmorgen so – denn da fing wieder eine Woche langen Leidens in der Schule an. Gewöhnlich begann er diesen Tag mit dem Wunsch, er hätte gar keinen Feiertag dazwischen gehabt; das machte es nur noch abscheulicher, sich wieder in Gefangenschaft und Ketten zu begeben.

Tom lag da und überlegte. Bald verfiel er darauf, sich zu wünschen, er wäre krank; dann dürfte er zu Hause bleiben. Hier gab es eine vage Möglichkeit. Er untersuchte seinen Körper. Er fand keinerlei Leiden, deshalb forschte er von neuem. Diesmal glaubte er, Symptome von Leibschmerzen feststellen zu können, und versuchte recht hoffnungsvoll, sie zu beleben. Sie wurden jedoch immer schwächer und verschwanden bald ganz. Er überlegte weiter. Plötzlich entdeckte er etwas. Einer seiner oberen Schneidezähne wakkelte. Das war Glück; schon wollte er beginnen zu stöhnen, »zur Einleitung«, wie er es nannte, da fiel ihm ein, wenn er mit diesem Argument vor Gericht träte, würde ihm seine Tante den Zahn ziehen, und das täte weh. Also beschloß er, den Zahn vorläufig in Reserve zu halten und weiter zu suchen. Einige Zeit bot sich nichts, und dann erinnerte er sich, einmal gehört zu haben, wie der Doktor von einem gewissen Leiden sprach, das einen Patienten zwei oder drei Wochen ans Bett fesselte und wobei man einen Finger verlieren könnte. Deshalb zog der Junge seinen wunden Zeh unter der Bettdecke hervor und hielt ihn hoch, um ihn zu inspizieren.

Allerdings kannte er die notwendigen Symptome nicht. Immerhin lohnte sich bestimmt, es darauf ankommen zu lassen, und so begann er, mit beträchtlicher Inbrunst zu stöhnen.

Aber Sid schlief weiter und merkte nichts.

Tom stöhnte lauter und bildete sich ein, nun wirklich Schmerzen im Zeh zu spüren.

Keinerlei Ergebnis bei Sid.

Tom keuchte bereits vor Anstrengung. Er ruhte sich ein wenig aus, füllte dann die Brust mit Luft und gab eine Reihe bewundernswerter Ächzlaute von sich.

Sid schnarchte weiter.

Tom wurde ärgerlich. Er sagte: »Sid, Sid!« und rüttelte ihn. Diese Methode bewährte sich, und Tom begann wieder zu stöhnen. Sid gähnte, rekelte sich, hob sich mit einem Schnaufen auf den Ellbogen und starrte Tom an. Tom stöhnte weiter. Sid sagte:

»Tom! He, Tom!«

Keine Antwort.

»Hier, Tom! Tom! Was ist los, Tom?« Er schüttelte ihn und blickte ihm ängstlich ins Gesicht.

Tom ächzte: »Oh, nicht, Sid. Schüttel mich nicht.«

»Warum, was ist denn los, Tom? Ich ruf die Tante.«

»Nein, laß. Das geht schon nach und nach vorbei, glaub ich. Ruf niemand.«

»Doch, ich muß! Stöhn doch nicht so, Tom, das ist ja schrecklich. Wie lange ist dir denn schon so?«

»Stundenlang. Au! Beweg dich nicht so, Sid. Du bringst mich um.«

»Tom, warum hast du mich denn nicht früher geweckt? Ach, Tom! Ich krieg ne Gänsehaut, wenn ich dich hör. Tom, was hast du denn bloß?«

»Ich vergeb dir alles, Sid.« (Stöhnen.) »Alles, was du mir je angetan hast. Wenn ich nicht mehr bin …«

»Ach, Tom, du stirbst doch nicht etwa? Tu's nicht, Tom, tu's nicht. Vielleicht . . .«

»Ich vergeb allen, Sid.« (Stöhnen.) »Sag's ihnen, Sid. Und Sid, gib meinen Fensterrahmen und meine einäugige Katze dem Mädchen, das neu in die Stadt gekommen ist, und sag ihr . . .«

Sid hatte aber schon seine Sachen aufgerafft und war verschwunden. Tom litt jetzt wirklich, so prächtig arbeitete seine Einbildungskraft, und sein Stöhnen hatte daher den Klang der Echtheit angenommen.

Sid stürzte nach unten und rief: »Oh, Tante Polly, komm schnell! Tom liegt im Sterben!«

»Im Sterben!«

»Jawohl. Wirklich. Schnell, komm!«

»Unsinn! Ich glaub's nicht!«

Aber sie lief nach oben, und Sid und Mary hinter ihr her. Ihr Gesicht wurde ganz weiß, und ihre Lippen zitterten. Als sie zum Bett kam, stieß sie hervor:

»Tom! Tom, was hast du?«

»Oh, Tantchen, ich . . .«

»Was hast du denn, was hast du nur, Kind?«

»Ach, Tantchen, mein weher Zeh ist abgestorben!«

Die alte Dame sank auf einen Stuhl und lachte ein wenig, dann weinte sie ein wenig, dann tat sie beides gleichzeitig. Das brachte sie wieder zu sich, und sie sagte:

»Tom, was hast du mir für einen Schrecken eingejagt. Jetzt hör aber auf mit dem Unsinn und mach, daß du aus dem Bett kommst.«

Das Stöhnen verebbte, und der Schmerz schwand aus dem Zeh. Der Junge kam sich ein wenig dumm vor und sagte:

»Tante Polly, es hat wirklich so ausgesehen, als ob er abgestorben war, und hat so weh getan, daß mir mein Zahn gar nix ausgemacht hat.«

»Dein Zahn, so! Was ist denn mit deinem Zahn los?«

»Einer ist locker und tut furchtbar weh.«

»Na, na, nun fang nicht gleich wieder an zu stöhnen. Mach mal den Mund auf. Ja, dein Zahn ist wirklich lose, aber daran stirbst du nicht gleich. Mary, hol mir mal einen Seidenfaden und aus der Küche ein brennendes Scheit.«

Tom sagte: »Ach bitte. Tantchen, zieh ihn nich raus. Er tut auch gar nich mehr weh. Ich will tot umfallen, wenn er noch weh tut. Bitte, nich. Tantchen. Ich will doch nich von der Schule wegbleiben.«

»Ach wirklich? Das ganze Theater war also bloß, weil du geglaubt hast, du kannst von der Schule wegbleiben und angeln gehen? Tom, Tom, ich hab dich so lieb, und du scheinst es bloß drauf anzulegen, mir mit deiner Ungezogenheit mein altes Herz zu brechen.«

Mittlerweile waren die zahnärztlichen Instrumente bereit. Die alte Dame befestigte ein Ende des Seidenfadens mit einer Schlinge um Toms Zahn und band das andere um den Bettpfosten. Dann ergriff sie das brennende Scheit und stieß es dem Jungen plötzlich fast ins Gesicht. Schon baumelte der Zahn am Bettpfosten.

Aber jede Prüfung bringt ihre Belohnung mit sich. Als Tom nach dem Frühstück zur Schule ging, war er der Gegenstand des Neids aller Jungen, die er traf, weil ihn die Lücke in seiner oberen Zahnreihe befähigte, auf eine neue, bewundernswerte Weise zu spucken. Er sammelte ein ganz ansehnliches Gefolge von Jungen um sich, die sich für diese Vorführung interessierten; und einer, der sich in den Finger geschnitten und bisher im Mittelpunkt der Aufmerksamkeit und Bewunderung gestanden hatte, fand sich plötzlich ohne Gefolge und seines Ruhmes beraubt. Sein Herz war schwer, und mit einer Verachtung, die er nicht empfand, sagte er, es sei ja gar nichts, so zu spucken wie Tom Sawyer; ein anderer Junge aber sagte: »Die Trauben sind sauer!« Da machte er sich davon, ein entzauberter Held.

Jedermann, der einmal eine Wüste durchreist hat, weiß, daß die Sonnenuntergänge dort von ganz besonderer Pracht sind. Der Abendhimmel strahlt in allen Farben, vom feurigsten Orange bis zum zartesten Rosa, Hellgrün und Violett.

Lukas und Jim saßen auf dem Dach ihrer Lokomotive und baumelten mit den Beinen. Dabei aßen sie die Reste aus dem Proviantkorb auf und tranken den letzten Tee aus der goldenen Thermosflasche. »Jetzt gibt's nichts mehr, bis wir neuen Proviant finden«, meinte Lukas sorgenvoll.

Die Hitze hatte etwas nachgelassen. Es war sogar ein leichter Wind aufgekommen, der beinahe kühl über sie hinstrich. Die Luftspiegelungen waren verschwunden, außer einer einzigen, die sich hartnäckig noch eine Weile zu halten versuchte. Es war aber nur eine ganz kleine Naturerscheinung: ein halbes Fahrrad, auf dem ein Igel saß. Es fuhr noch eine Viertelstunde lang etwas verloren in der Wüste umher, dann löste es sich auf.

Jetzt durften die beiden Freunde ziemlich sicher sein, daß die eben am Horizont untergehende Sonne die wirkliche Sonne war. Und da die Sonne bekanntlich immer im Westen untergeht, konnte Lukas jetzt ganz leicht bestimmen, wo Norden war und wie er zu fahren hatte. Die Abendsonne mußte zum linken Fenster hereinschauen. Das war ganz einfach, und so dampften sie los.

Als sie eine Weile unterwegs waren und die Sonne sich anschickte, hinter dem Horizont zu versinken, fiel Jim etwas Merkwürdiges auf. Bisher waren die Geier ihnen beständig hoch oben in der Luft gefolgt, aber nun drehten plötzlich alle zugleich um und flogen davon.

Sie schienen es sogar besonders eilig zu haben. Jim teilte Lukas seine Beobachtung mit.

»Vielleicht haben sie's endlich aufgegeben«, knurrte Lukas zufrieden.

Doch in diesem Augenblick stieß Emma plötzlich einen gellenden Pfiff aus, der wie ein Entsetzensschrei klang, und zugleich machte sie ganz von selbst kehrt und raste wie verrückt davon.

Lukas griff nach der Bremse und brachte Emma zum Stehen. Sie hielt zitternd und schnaufte, stoßweise keuchend.

»Nanu, Emma!« rief Lukas. »Was sind denn das für neumodische Sitten?«

Jim wollte etwas sagen, als er zufällig nach hinten hinausblickte, und da blieb ihm das Wort im Halse stecken.

»Da!« konnte er nur noch flüstern.

Lukas führ herum. Und was er nun draußen sah, das übertraf einfach alles, was ihm jemals vor Augen gekommen war.

Am Horizont stand ein Riese von so ungeheurer Größe, daß selbst das himmelhohe Gebirge »Die Krone der Welt« neben ihm wie ein Haufen Streichholzschachteln gewirkt hätte. Offenbar war er ein sehr alter Riese, denn er hatte einen langen weißen Bart, der ihm bis auf die Knie herabhing und merkwürdigerweise zu einem dicken Zopf geflochten war. Wahrscheinlich, weil es auf diese Weise einfacher war, den Bart in Ordnung zu halten. Man kann sich ja vorstellen, wie mühsam es sein muß, einen solchen Urwald jeden Tag zu kämmen! Auf dem Kopf trug der Riese einen alten Strohhut. Wo in aller Welt mochte es nur so riesige Strohhalme geben? Der gewaltige Leib steckte in einem alten, langen Hemd, das freilich größer war als die allergrößten Schiffssegel.

»Oh!« stieß Jim hervor. »Das ist keine Fata! Schnell fort, Lukas! Vielleicht hat er uns noch nicht gesehen!«

»Immer mit der Ruhe!« erwiderte Lukas und paffte kleine Wölkchen. Dabei beobachtete er den Riesen scharf. »Ich finde«, stellte er fest, »außer seiner Größe sieht der Riese ganz manierlich aus!«

»W... w... was?« stotterte Jim entsetzt.

»Nun ja«, meinte Lukas ruhig, »bloß weil er so groß ist, braucht er doch noch lange kein Ungeheuer zu sein!«

»Ja, aber ...!« stammelte Jim, »wenn er aber doch eins is'?«

Jetzt streckte der Riese sehnsüchtig die Hand aus. Dann ließ er sie hoffnungslos wieder sinken, und ein tiefer Seufzer schien seine Brust zu heben. Zu hören war allerdings seltsamerweise nichts. Es blieb ganz still.

»Wenn er uns was tun wollte«, sagte Lukas, die Pfeife zwischen den Zähnen, »dann hätte er das längst gekonnt. Er scheint gutartig zu sein. Möchte bloß wissen, warum er nicht näher kommt. Ob er sich am Ende vor uns fürchtet?«

»Oh, Lukas!« stöhnte Jim, dem vor Angst die Zähne zu klappern anfingen. »Jetzt is' es aus mit uns!«

»Glaub' ich nicht«, erwiderte Lukas. »Vielleicht kann uns der Riese sogar sagen, wie wir aus der verflixten Wüste herauskommen!«

Jim verschlug es die Rede. Er wußte nicht mehr, was er denken sollte.

Plötzlich hob der Riese beide Hände, faltete sie und rief mit einem ganz dünnen armseligen Stimmchen:

»Bitte, bitte, ihr Fremden, lauft nicht fort! Ich will euch gewiß nichts tun!«

Bei seiner Größe hätte die Stimme eigentlich wie ein Donnerwetter klingen müssen. Das war aber keineswegs der Fall. Was konnte das für einen Grund haben?

»Mir scheint«, brummte Lukas, »das ist ein ganz harmloser Riese. Er kommt mir sogar sehr nett vor. Nur mit seiner Stimme ist irgendwas nicht in Ordnung!«

»Vielleicht verstellt er sich!« rief Jim voller Angst. »Er will uns wahrscheinlich fangen und einkochen. Ich hab' mal von so einem Riesen gehört. Bestimmt, Lukas!«

»Du traust ihm nicht, bloß, weil er so mächtig groß ist«, antwortete Lukas. »Aber das ist kein Grund. Dafür kann er schließlich nichts!«

Jetzt ließ sich der Riese am Horizont auf die Knie nieder und rief mit flehentlich gefalteten Händen:

»Ach bitte, bitte, glaubt mir doch! Ich will euch nichts tun, ich will nur mit euch reden. Ich bin so allein, so schrecklich allein!« Wieder klang die Stimme seltsam kläglich und dünn.

»Der arme Kerl kann einem ja leid tun«, sagte Lukas. »Ich werd' ihm mal winken, damit er merkt, daß wir nichts Böses im Sinn haben!«

Mit Entsetzen beobachtete Jim, wie Lukas sich aus dem Fenster beugte, höflich die Mütze zog und mit seinem Taschentuch winkte. Jetzt würde das Unheil gleich über sie hereinbrechen! Der Riese erhob sich langsam. Er schien unschlüssig und ganz verwirrt.

»Heißt das«, rief er mit seinem dürftigen Stimmchen, »ich darf nähertreten?«

»Jawohl!« schrie Lukas durch die hohle Hand und winkte freundlich mit dem Taschentuch. Der Riese machte vorsichtig einen Schritt auf die Lokomotive zu. Dann hielt er inne und wartete.

»Er glaubt uns nicht«, knurrte Lukas. Kurz entschlossen stieg er aus und ging dem Riesen winkend entgegen.

Jim verschwamm vor Entsetzen alles vor den Augen. Vielleicht hatte Lukas einen Sonnenstich bekommen?

Aber wie auch immer, Jim konnte seinen Freund Lukas unmöglich allein in eine solche Gefahr hineinlaufen lassen. Also stieg er ebenfalls aus und rannte hinter Lukas her, obwohl ihm dabei die Knie zitterten.

»Warte doch, Lukas!« keuchte er. »Ich komm' mit!«

»Na, siehst du!« sagte Lukas und schlug ihm freundschaftlich auf die Schulter. »Das ist schon viel besser! Angst taugt nämlich nichts. Wenn man Angst hat, sieht meistens alles viel schlimmer aus, als es in Wirklichkeit ist!«

Als der Riese sah, wie der Mann und der kleine Junge aus der Lokomotive ausstiegen und winkend auf ihn zukamen, wurde ihm klar, daß er wirklich unbesorgt sein durfte. Sein unglückliches Gesicht hellte sich auf.

»Also, Freunde«, rief er mit seiner dünnen Stimme, »dann komme ich jetzt!«

Und damit setzte er sich in Bewegung und schritt auf Jim und Lukas zu.

Aber was nun geschah, war so erstaunlich, daß Jim Mund und Nase aufsperrte und Lukas an seiner Pfeife zu ziehen vergaß.

Der Riese kam Schritt für Schritt näher, und bei jedem Schritt wurde er ein Stückchen kleiner. Als er etwa noch hundert Meter entfernt war, schien er nicht mehr viel größer zu sein als ein hoher Kirchturm. Nach weiteren fünfzig Metern hatte er nur noch die Höhe eines Hauses. Und als er schließlich bei Emma anlangte, war er genauso groß wie Lukas der Lokomotivführer. Er war sogar fast einen halben Kopf kleiner. Vor den beiden staunenden Freunden stand ein magerer alter Mann mit einem feinen und gütigen Gesicht.

»Guten Tag!« sagte er und nahm seinen Strohhut ab. »Ich weiß gar nicht, wie ich euch danken soll, daß ihr nicht vor mir weggelaufen seid. Seit vielen Jahren schon sehne ich mich danach, daß einmal jemand so viel Mut aufbringen würde. Aber niemand hat mich bis jetzt näherkommen lassen. Dabei sehe ich doch nur von ferne so schrecklich groß aus. Ach, übrigens – ich habe ganz vergessen, mich vorzustellen: Mein Name ist Tur Tur. Mit Vornamen heiße ich Tur und mit Nachnamen auch Tur.«

»Guten Tag, Herr Tur Tur«, antwortete Lukas höflich und nahm seine Mütze ab, »mein Name ist Lukas der Lokomotivführer!« Er ließ sich seine Verwunderung kein bißchen anmerken und tat, als sei die sonderbare Begegnung ganz selbstverständlich. Lukas war eben wirklich ein Mann, der wußte, was sich gehört!

Nun raffte sich auch Jim auf, der Herrn Tur Tur noch immer mit offenem Mund angestarrt hatte, und sagte: »Ich heiße Jim Knopf!«

»Ich freue mich wirklich ungemein«, sagte Herr Tur Tur, diesmal zu Jim gewendet. »Vor allem darüber, daß ein so junger Mann wie Sie, mein lieber Herr Knopf, schon so außergewöhnlich beherzt ist. Sie haben mir einen bedeutenden Dienst erwiesen!«

»Oh ... ach ... ich ... eigentlich ...!« stotterte Jim und errötete unter seiner schwarzen Haut bis an beide Ohren. Er schämte sich plötzlich ganz gewaltig, denn in Wahrheit war er ja durchaus nicht mutig gewesen. Und im stillen nahm er sich vor, nie wieder vor irgend etwas oder irgendwem Angst zu haben, bevor er ihn oder es nicht aus der Nähe betrachtet hätte. Man konnte ja nie wissen, ob es nicht so ähnlich war wie mit Herrn Tur Tur. Er gab sich in Gedanken selbst das Ehrenwort, immer daran zu denken.

»Wissen Sie«, sagte Herr Tur Tur jetzt wieder zu Lukas, »in Wirklichkeit bin ich nämlich gar keine Riese. Ich bin nur ein Scheinriese. Aber das ist eben das Unglück. Deshalb bin ich so einsam.«

»Das müssen Sie uns näher erklären, Herr Tur Tur«, entgegnete Lukas. »Sie sind nämlich der erste Scheinriese, dem wir begegnen, müssen Sie wissen.«

»Ich will es Ihnen gern erklären, so gut ich kann«, versicherte Herr Tur Tur. »Aber nicht hier. Darf ich mir erlauben, meine Herren, Sie in meine bescheidene Hütte zu Gast zu laden?«

»Wohnen Sie denn hier?« fragte Lukas erstaunt. »Mitten in der Wüste?«

»Allerdings«, antwortete Herr Tur Tur lächelnd, »ich wohne mitten im ›Ende der Welt‹. Nämlich bei der Oase.«

»Was is' eine Oase?« fragte Jim vorsichtig. Er befürchtete schon wieder irgendeine Überraschung.

»Oase«, erklärte Herr Tur Tur, »nennt man eine Quelle oder eine andere Wasserstelle in der Wüste. Ich werde Sie hinführen!«

Aber Lukas wollte lieber mit Emma fahren. Schon damit Emma bei der Gelegenheit neues Wasser tanken konnte. Es dauerte jedoch eine ganze Weile, bis Lukas und Jim den ängstlichen Scheinriesen davon überzeugt hatten, daß es ganz ungefährlich sei, mit einer Lokomotive zu fahren. Schließlich stiegen alle drei auf und dampften los.

GIOVANNI DI BOCCACCIO
Mit List und Tücke

Nachdem Elisa ihre Geschichte geendigt und alle Gott gedankt hatten, daß er die junge Nonne glücklich den Zähnen ihrer neidischen Gesellinnen entzogen hatte, befahl die Königin Filostrato, fortzufahren; und der begann, ohne einen weiteren Befehl abzuwarten: Meine schönen Damen, die Geschichte von dem ungeschlachten märkischen Richter, die ich euch gestern erzählt habe, hat mir eine Geschichte von Calandrino aus dem Munde genommen, die ich euch eigentlich hätte erzählen wollen. Und weil alles, was man von diesem Manne erzählt, nur die Fröhlichkeit steigern kann, so will ich euch, obwohl von ihm und seinen Gesellen schon viel gesprochen worden ist, doch noch die Geschichte erzählen, die ich gestern im Sinne gehabt habe.

Von früher her ist schon genugsam bekannt, wer Calandrino gewesen ist und wer die andern, die ich in dieser Geschichte erwähnen muß; darum sage ich ohne weiteres, daß es geschah, daß eine Muhme Calandrinos starb und ihm zweihundert Lire Kleingeld hinterließ. Nun redete Calandrino herum, er wolle ein Gut kaufen; und so viel Makler es in Florenz gab, mit allen unterhandelte er, als ob er zehntausend Gulden auszugeben gehabt hätte, aber stets zerschlug sich der Handel, wenn es zu dem Preise kam, der für das Gut gefordert wurde. Bruno und Buffalmacco, die davon wußten, hatten ihm zu mehrern Malen gesagt, er täte besser daran, es mit ihnen zu verjubeln, als Land zu kaufen, als ob er Lehmkugeln machen müßte; aber davon gar nicht zu reden, sie hatten ihn nicht einmal dazu bringen können, daß er ihnen ein einziges Mal ein Essen gezahlt hätte. Als sie darüber eines Tages gegeneinander ihren Unwillen äußerten, kam ein Gesell von ihnen dazu, ein Maler, der Nello hieß, und nun beratschlagten sie alle drei, wie sie es anzufangen hätten, daß sie sich auf Calandrinos Kosten den Schnabel schmieren könnten; und nachdem sie verabredet hatten, was sie tun müßten, setzten sie es ohne viel Verzug ins Werk. Am nächsten Morgen paßten sie es ab, bis Calandrino sein Haus verließ, und er war noch nicht weit gegangen, als ihm Nello in den Weg trat und sagte: »Guten Tag, Calandrino.« Calandrino antwortete ihm, Gott möge ihm einen guten Tag und ein gutes Jahr bescheren. Hierauf hielt Nello ein wenig inne und sah ihm ein Weilchen ins Gesicht. Calandrino sagte zu ihm: »Was schaust du?« Und Nello sagte: »Hast du heute nacht nichts verspürt? Du dünkst mich nicht mehr der, der du früher warst.« Sofort wurde Calandrino unruhig und sagte: »O weh, was ist es denn? Was meinst du, daß ich habe?« Nello sagte: »Ach, deswegen sage ich es nicht. Aber du dünkst mich ganz verändert; aber es wird nichts sein.« Und damit ließ er ihn gehn. Ganz besorgt, obwohl er keineswegs etwas verspürte, ging Calandrino weiter. Aber Buffalmacco, der nicht weit weg war, trat ihm, nachdem er Nello hatte weggehn sehn, entgegen und fragte ihn nach der Begrüßung, ob er nichts verspüre, Calandrino antwortete: »Ich weiß nicht; eben jetzt hat mir Nello gesagt, ich deuchte ihn ganz verändert: wäre es möglich, daß mir etwas fehlte?« Buffalmacco sagte: »Freilich fehlt dir etwas und keine Kleinigkeit: du siehst ja halbtot aus.« Und schon glaubte Calandrino, das Fieber im Leibe zu haben. Und da kam noch Bruno dazu, und seine ersten Worte waren: »Calandrino, wie siehst du aus? Es ist ja, als ob du eine Leiche wärest: wie fühlst du dich?« Calandrino, der hörte, daß sie alle so sprachen, hielt es für ausgemacht, daß er krank sei; und er fragte ganz verstört: »Was tu ich denn?« Bruno sagte: »Ich meine, du gehst heim und legst dich ins Bett und läßt dich gut zudecken und schickst dein Wasser zu Meister Simone, der uns ja so befreundet ist, wie du weißt. Er wird dir auf der Stelle sagen, was du zu tun hast, und wir werden mit dir gehn, und wenn etwas not tut; so werden wir es tun.« Nello schloß sich ihnen an, und sie gingen mit Calandrino heim, und der sagte, nachdem er ganz erschöpft in die Kammer getreten war, zu seinem Weibe: »Komm her und deck mich gut zu; mir ist sehr elend.« Nachdem er sich also niedergelegt hatte, schickte er eine Magd mit seinem Wasser zu Meister Simone, der in seiner Bude auf dem alten Markte war, die einen Kürbis als Schild hatte. Und Bruno sagte zu den Gesellen: »Bleibt ihr bei ihm; ich will gehn und hören, was der Arzt sagt, und ihn, wenn es nötig ist, herbringen.« Nun sagte Calandrino: »Ach ja, Freund, geh hin und bring mir Nachricht, wie es steht; ich weiß nicht, was ich im Leibe habe.« Bruno machte sich auf den Weg zu Meister Simone, und da er vor der Magd hinkam, die das Wasser trug, unterrichtete er Meister Simone rasch von allem. Als dann die Magd gekommen war, besah der Meister das Wasser und sagte zu ihr: »Geh und sage Calandrino, er solle sich recht warm halten, und ich werde auf der Stelle zu ihm kommen und ihm sagen, was er hat und was er tun soll.« So berichtete es die Magd, und es dauerte nicht lange, so kamen auch schon der Meister und Bruno, und der Arzt setzte sich an Calandrinos Seite, begann damit, ihm den Puls zu fühlen, und sagte nach einer Weile in Gegenwart der Frau: »Schau, Calandrino, um mit dir als Freund zu sprechen, dir fehlt sonst nichts, als daß du schwanger bist.« Als das Calandrino hörte, erhob er ein jämmerliches Geschrei und sagte: »O weh, Tessa, daran bist du schuld, weil du nicht anders als oben liegen willst; ich habe dir's ja immer gesagt.« Tessa, die eine sehr ehrbare Frau war, errötete vor Scham über diese Worte ihres Gatten und verließ die Kammer mit gesenkter Stirn und ohne etwas geantwortet zu haben. Calandrino, der in seinen Klagen fortfuhr, sagte: »O weh, ich Unglücklicher! Was tu ich jetzt? Wie will ich dieses Kind gebären? Wo soll's herauskommen? Ich sehe es wohl, ich sterbe noch an dieser Tollheit meiner Frau, und der soll Gott so viel Kummer schicken, wie ich mir Freude wünsche; aber wäre ich so gesund, wie ich krank bin, ich stünde auf und gäbe ihr solche Prügel, daß ihr kein Knochen im Leibe heil bliebe, obwohl mir ganz recht geschieht, weil ich sie nicht hätte sollen hinaufsteigen lassen: aber wahrhaftig, komme ich diesmal davon, so mag sie mir lieber vor Lust sterben!« Bruno und Buffalmacco und Nello hatten, als sie Calandrino derart reden hörten, so große Lust zu lachen, daß sie schier platzten, aber sie hielten sich zurück; der Meister Simpelmann lachte jedoch so übermäßig, daß man ihm alle Zähne hätte aus dem Munde nehmen können. Endlich aber befahl sich Calandrino der Kunst des Arztes und bat ihn in dieser Sache um Rat und Hilfe; und der Meister sagte zu ihm: »Calandrino, du brauchst dich nicht so zu schrecken, denn wir haben es, Gott sei gelobt, so rasch erkannt, daß ich dich mit wenig Mühe und in ein paar Tagen ledig machen will; aber du mußt es dich etwas kosten lassen.« Calandrino sagte: »O weh, Meister, ja, um Gottes willen, ja! Ich habe da zweihundert Lire, wovon ich ein Gut habe kaufen wollen; wenn es sein muß, so nehmt sie alle, damit ich nur nicht zu gebären brauche, weil ich nicht wüßte, wie ich das machen sollte; denn ich höre, wie die Weiber ein so großes Geschrei verführen, wenn sie gebären sollen, samt dem, daß sie eine so breite Gelegenheit haben, es zu tun: hätte ich diese Schmerzen, ich glaube, ich stürbe eher als zu gebären.« Der Arzt sagte: »Mach dir keine Gedanken. Ich werde dir nun einen destillierten Trank bereiten lassen, der sehr gut ist und angenehm zu trinken, und der wird dir in drei Tagen alles lösen, und du wirst gesünder sein als ein Fisch; aber dann sieh zu, daß du gescheiter bist und nicht mehr in diese Dummheit verfällst. Zu diesem Wasser braucht es drei Paar gute, feiste Kapaune, und für das andre, was es noch braucht, gib einem von denen fünf Lire Kleingeld, damit er es kaufe. Und laß mir alles in meinen Laden bringen, und ich werde dir morgen früh in Gottes Namen das destillierte Tränkchen schicken, und davon nimmst du für den Anfang einen großen Becher auf einmal.« Als Calandrino das hörte, sagte er: »Laßt Euch das am Herzen liegen, Meister.« Und er gab Bruno fünf Lire und das Geld für drei Paar Kapaune und bat ihn, sich ihm zuliebe dieser Mühe zu unterziehn. Der Arzt ging weg, ließ ihm ein wenig Met bereiten und schickte ihn ihm. Bruno kaufte die Kapaune und die andern zum Schlemmen notwendigen Sachen, und er und seine Gesellen und der Arzt verzehrten alles. Calandrino trank drei Morgen von dem Met, und der Arzt kam mit seinen Gesellen zu ihm und fühlte ihm den Puls und sagte: »Calandrino, du bist ohne Zweifel geheilt; und darum magst du jetzt deinen Geschäften nachgehn und brauchst nicht mehr zu Hause zu bleiben.« Fröhlich stand Calandrino auf und ging seinen Geschäften nach und lobte, wo er nur mit jemand in ein Gespräch kam, die schnelle Heilung, die

Meister Simone an ihm durchgeführt habe, weil er ihn in drei Tagen ohne irgendein Ungemach entbunden habe. Und Bruno und Buffalmacco und Nello waren wohl zufrieden, daß es ihnen gelungen war, den Geiz Calandrinos zuschanden zu machen, während Monna Tessa, die die Sache merkte, gar viel mit ihrem Manne brummte.

WILHELM BUSCH
Eine Nachtgeschichte

Vor einiger Zeit kehrte spät abends im »Goldenen Löwen« zu Kassel ein elegant, aber nachlässig gekleideter Fremder ein, der augenscheinlich eine längere Fußtour gemacht hatte. Aus seinen schmerzlichen Zügen sprach eine stille Verzweiflung, ein heimlicher Kummer mußte seine Seele belasten. Er aß nur äußerst wenig und ließ sich bald sein Schlafzimmer anweisen.

Es mochte wohl eine Viertelstunde später und nahezu Mitternacht sein, als der Kellner an Nr. 6, dem Zimmer des Fremden, vorüberkam. Ein lautes, herzzerreißendes Ächzen und Stöhnen drang daraus hervor. Dem erschrockenen Kellner erstarrte das Blut in den Adern. Irgend etwas Entsetzliches mußte da vorgehen. Schleunige Hilfe tat not; er stürzte also zur Polizei.

Unterdessen hat die Regierungsrätin v. Z., welche in Nr. 7 schläft, dieselbe schreckliche Entdeckung gemacht und bereits das ganze Wirtshaus in Alarm gebracht, bis der Kellner mit der Polizei zurückkommt. Man dringt nun sofort in das Zimmer des Fremden. Aber leider kam die Hilfe zu spät; denn der hatte bereits in Ermanglung eines anderen Instrumentes mit eigener Hand unter Schmerzen und Wehklagen seine – engen Stiefel ausgezogen.

HAROLD COURLANDER
Der Held von Adi Nifas

Zwölf Männer aus dem Dorfe Adi Nifas gingen eines Tages zusammen in die Stadt Mai Edega, um dort ihr Getreide mahlen zu lassen. Als sie über die Ebene zurückkehrten, auf einem Fußpfad, der sich an den Euphorbiawäldern entlangschlängelte, und ihre Mehlsäcke auf dem Rücken schleppten, kam einer von ihnen auf den Gedanken, zu zählen, ob eigentlich noch alle da seien, die miteinander ausgezogen waren. Er rief den andern zu, stehenzubleiben, und begann zu zählen, und da er sich selber unter den andern nicht sehen konnte, zählte er immer bloß elf.

»Halt!« rief er. »Es fehlt einer!«

»Wer denn?« fragten die andern.

»Zählt doch selber«, sagte der erste Mann. Und der zweite zählte und vergaß ebenfalls, sich selber mitzuzählen.

»Du hast recht«, sagte er. »Wir sind bloß noch elf. Einer ist verlorengegangen.«

Jetzt zählte noch ein anderer, und auch er konnte bloß elf Männer auf dem Fußpfad entdecken.

»Oh!« schrie er. »Einer ist vom Wege abgekommen und von einem Leoparden gefressen worden!«

Die zwölf Männer aus dem Dorfe begannen um den Gefährten zu trauern, der gefressen worden war.

Schließlich aber gingen sie weiter auf dem Weg nach Adi Nifas und machten sich Vorwürfe darüber, weil sich einer der ihren hatte verirren können.

»Wir hätten besser auf ihn achtgeben sollen«, sagte einer.

»Ja. Wir hätten ihn nicht zurücklassen dürfen, so daß er von einem Leoparden gefressen wurde.«

»Und dazu noch von einem so furchtbar großen Leoparden«, sagte ein anderer.

»Ein fürchterliches, wildwütendes Leopardenweibchen«, fügte ein weiterer hinzu.

»Und wie tapfer er sich gewehrt hat – mit den bloßen Händen!« sagte der vierte. »Er war ein tapferer Kämpfer!«

»Der Tapfersten einer in ganz Tigrai!« bestätigte ein anderer. »Und nicht einen einzigen Angstschrei hat er ausgestoßen!«

»Was wird seine Witwe anfangen, wenn wir ihr sagen müssen, ein solch wunderbarer Mann sei von Leoparden angefallen und zerrissen worden?« fragte einer. Und ein anderer fügte hinzu: »Als ob seine arme Familie nicht schon genug Kummer durchgemacht hätte!«

»Ja. Er war nicht nur ein tapferer Mann, nein, er war auch gütig und freigebig.«

So trauerten sie um ihren verlorenen Gefährten, bis sie in Adi Nifas ankamen, und mit lautem Trauergeschrei betraten sie das Dorf. Die Leute stürzten herbei, um sie zu empfangen.

»Es ist so traurig«, sagten sie. »Auf dem Rückweg von Mai Edega ist etwas Schreckliches geschehen!« Und dann begannen sie den Kampf des verlorenen Dorfgenossen mit all den vielen wütenden Leoparden und seinen heldenhaften Tod zu schildern. Die Aufregung war groß, und alle redeten gleichzeitig.

Unterdessen wanderte ein kleines Mädchen um die Mehlsäcke herum, die am Boden standen, und zählte sie, und es waren deren zwölf.

»Mutter«, sagte es, »da stehn doch zwölf Mehlsäcke!«

»Red' jetzt nicht von Mehl«, sagte die Mutter, »jetzt, da ein guter Mann von uns gegangen ist.« Und dann mischte sie sich wieder in das aufgeregte Gespräch.

»Mutter«, begann das kleine Mädchen nach einer Weile von neuem, »hier stehn doch zwölf Mehlsäcke, also müssen zwölf Männer heimgekommen sein!«

Jetzt hielt die Mutter mit Reden inne und begann die Säcke zu zählen.

»Da stehen zwölf Säcke«, schrie sie. »Also müssen zwölf Männer zurückgekommen sein!«

Der Häuptling des Dorfes begann die Männer zu zählen, die von Mai Edega zurückgekommen waren.

»Jetzt sind es zwölf«, sagte er. »Der Verlorene muß zurückgekommen sein.«

Die Dorfleute lärmten und schrien vor Aufregung. »Er hat sämtliche Leoparden ganz allein besiegt und ist zurückgekehrt«, sagte einer der Wanderer.

»Mit den nackten Händen, mit unbewaffneten Händen hat er sie alle besiegt und umgebracht«, sagte ein anderer. »Was für ein Ruhm für unser Dorf, einen solchen Helden zu besitzen!«

Es wurde ein großes Fest veranstaltet, mit Gesang und Tanz. Und noch viele Jahre lang erzählten die Dorfleute ihren Kindern von dem Manne, dessen Tapferkeit und Körperstärke dem ganzen Dorfe hohe Ehren eingetragen hatte.

LUDWIG BECHSTEIN
Das Märchen vom Schlaraffenland

Hört zu, ich will euch von einem guten Lande sagen, dahin würde mancher auswandern, wüßte er, wo selbes läge und eine gute Schiffsgelegenheit. Aber der Weg dahin ist weit für die Jungen und für die Alten, denen es im Winter zu heiß ist und zu kalt im Sommer. Diese schöne Gegend heißt Schlaraffenland, auf Welsch Cucagna, da sind die Hauser gedeckt mit Eierfladen, und Türen und Wände sind von Lebzelten, und die Balken von Schweinebraten. Was man bei uns für einen Dukaten kauft, kostet dort nur einen Pfennig. Um jedes Haus steht ein Zaun, der ist von Bratwürsten geflochten und von bayerischen Würsteln, die sind teils auf dem Rost gebraten, teils frisch gesotten, je nach dem sie einer so oder so gern ißt. Alle Brunnen sind voll Malvasier und andre süße Weine, auch Champagner, die rinnen einem nur so in das Maul hinein, wenn er es an die Röhren hält. Wer also gern solche Weine trinkt, der eile sich, daß er in das Schlaraffenland hineinkomme. Auf den Birken und Weiden da wachsen die Semmeln frischbacken, und unter den Bäumen fließen Milchbäche; in diese fallen die Semmeln hinein und weichen sich selbst ein für die, so sie gern einbrocken; das ist etwas für Weiber und für Kinder, für Knechte und Mägde! Holla Grethel, holla Steffel! Wollt ihr nicht auswandern? Macht euch herbei zum Semmelbach, und vergeßt nicht, einen großen Milchlöffel mitzubringen.

Die Fische schwimmen in dem Schlaraffenlande obendrauf auf dem Wasser, sind auch schon gebacken oder gesotten, und schwimmen ganz nahe am Gestade; wenn aber einer gar zu faul ist und ein echter Schlaraff, der darf nur rufen bst! bst! – so kommen die Fische auch heraus aufs Land spaziert und hüpfen dem guten Schlaraffen in die Hand, daß er sich nicht zu bücken braucht.

Das könnt ihr glauben, daß die Vögel dort gebraten in der Luft herum fliegen, Gänse und Truthähne, Tauben und Kapaunen, Lerchen und Krammetsvögel, und wenn es zu viel Mühe macht, die Hand darnach auszustrecken, dem fliegen sie schnurstracks ins Maul hinein. Die Spanferkel geraten dort alle Jahr überaus trefflich; sie laufen gebraten umher und jedes trägt ein Transchiermesser im Rücken, damit, wer da will, sich ein frisches saftiges Stück abschneiden kann.

Die Käse wachsen in dem Schlaraffenlande wie die Steine, groß und klein; die Steine selbst sind lauter Taubenkröpfe mit Gefülltem, oder auch kleine Fleischpastetchen. Im Winter, wenn es regnet, so regnet es lauter Honig in süßen

Tropfen, da kann einer lecken und schlecken, daß es eine Lust ist, und wenn es schneit, so schneit es klaren Zucker, und wenn es hagelt, so hagelt es Würfelzucker, untermischt mit Feigen, Rosinen und Mandeln.

Im Schlaraffenland legen die Rosse keine Roßäpfel, sondern Eier, große, ganze Körbe voll, und ganze Haufen, so daß man tausend um einen Pfennig kauft. Und das Geld kann man von den Bäumen schütteln, wie Kästen (gute Kastanien). Jeder mag sich das Beste herunterschütteln und das minder Werte liegen lassen.

In dem Lande hat es auch große Wälder, da wachsen im Buschwerk und auf Bäumen die schönsten Kleider: Röcke, Mäntel, Schauben, Hosen und Wämser von allen Farben, schwarz, grün, gelb, (für die Postillons) blau oder rot, und wer ein neues Gewand braucht, der geht in den Wald, und wirft es mit einem Stein herunter, oder schießt mit dem Bolzen hinauf. In der Heide wachsen schöne Damenkleider von Sammet, Atlas, Gros de Naples, Barège, Madras, Taft, Nanking und so weiter. Das Gras besteht aus Bändern von allen Farben, auch ombriert. Die Wacholderstöcke tragen Brochen und goldne Chemisett- und Mantelettnadeln und ihre Beeren sind nicht schwarz, sondern echte Perlen. An den Tannen hängen Damenuhren und Chatelaines sehr künstlich. Auf den Stauden wachsen Stiefeln und Schuhe, auch Herren- und Damenhüte, Reisstrohhüte und Marabouts und allerlei Kopfputz mit Paradiesvögeln, Kolibris, Brillantkäfern, Perlen, Schmelz und Goldborten verziert.

Dieses edle Land hat auch zwei große Messen und Märkte mit schönen Freiheiten. Wer eine alte Frau hat und mag sie nicht mehr, weil sie ihm nicht mehr jung genug und hübsch ist, der kann sie dort gegen eine junge und schöne vertauschen und bekommt noch ein Draufgeld. Die alten und garstigen (denn ein Sprüchwort sagt: wenn man alt wird, wird man garstig) kommen in ein Jungbad, damit das Land begnadigt ist, das ist von großen Kräften; darin baden die alten Weiber etwa drei Tage oder höchstens vier, da werden schmucke Dirnlein daraus von siebzehn oder achtzehn Jahren.

Auch viel und mancherlei Kurzweil gibt es in dem Schlaraffenlande. Wer hier zu Lande gar kein Glück hat, der hat es dort im Spiel und Lustschießen, wie im Gesellenstechen. Mancher schießt hier alle sein Lebtag nebenaus und weit vom Ziel, dort aber trifft er, und wenn er der allerweiteste davon wäre, doch das Beste. Auch für die Schlafsäcke und Schlafpelze, die hier von ihrer Faulheit arm werden, daß sie Bankrott machen und betteln gehen müssen, ist jenes Land vortrefflich. Jede Stunde Schlafens bringt dort einen Gulden ein, und jedesmal Gähnen einen Doppeltaler. Wer im Spiel verliert, dem fällt sein Geld wieder in die Tasche. Die Trinker haben den besten Wein umsonst und von jedem Trunk und Schlunk drei Batzen Lohn, sowohl Frauen als Männer. Wer die Leute am besten necken und aufziehen kann, bekommt jeweil einen Gulden. Keiner darf etwas umsonst tun, und wer die größte Lüge macht der hat allemal eine Krone dafür.

Hier zu Lande lügt so mancher drauf und drein, und hat nichts für diese seine Mühe; dort aber hält man Lügen für die beste Kunst, daher lügen sich wohl in das Land allerlei Prokura-, Dok- und andre toren, Roßtäuscher und die * * *r Handwerksleute, die ihren Kunden stets aufreden und nimmer Wort halten.

Wer dort ein gelehrter Mann sein will, muß auf einen Grobian studiert haben. Solcher Studenten gibt's auch bei uns zu Lande, haben aber keinen Dank davon und keine Ehren. Auch muß er dabei faul und gefräßig sein, das sind drei schöne Künste. Ich kenne einen, der kann alle Tage Professor werden.

Wer gern arbeitet, Gutes tut und Böses läßt, dem ist jedermann dort abhold, und er wird Schlaraffenlandes verwiesen. Aber wer tölpisch ist, gar nichts kann, und dabei doch voll dummen Dünkels, der ist dort als ein Edelmann angesehen. Wer nichts kann, als schlafen, essen, trinken, tanzen und spielen, der wird zum Grafen ernannt. Dem aber, welchen das allgemeine Stimmrecht als den faulsten und zu allem Guten untauglichsten erkannt, der wird König über das ganze Land, und hat ein großes Einkommen.

Nun wißt ihr des Schlaraffenlandes Art und Eigenschaft. Wer sich also auftun und dorthin eine Reise machen will, aber den Weg nicht weiß, der frage einen Blinden; aber auch ein Stummer ist gut dazu, denn der sagt ihm gewiß keinen falschen Weg.

Um das ganze Land herum ist aber eine berghohe Mauer von Reisbrei. Wer hinein oder heraus will, muß sich da erst überzwerg durchfressen.

HERMANN HESSE
Bewölkter Himmel

Zwischen den Felsen blühen kleine Zwergenkräuter. Ich liege und blicke in den abendlichen Himmel, der seit Stunden sich langsam mit kleinen, stillen, wirren Wölkchen überzieht. Dort oben müssen Winde gehen, von denen man hier nichts spürt. Sie weben die Wolkenfäden wie Garn.

Wie das Verdunsten und das Wiederherabregnen des Wassers über der Erde in einem gewissen Rhythmus erfolgt, wie die Jahreszeiten oder Ebbe und Flut ihre festen Zeiten und Folgen haben, so geht alles auch in unsrem Innern gesetzlich und in Rhythmen vor sich. Es gibt einen Professor Fließ, der gewisse Zahlenfolgen herausgerechnet hat, um die periodische Wiederkehr der Lebensvorgänge zu bezeichnen. Es klingt wie Kabbala, aber vermutlich ist auch Kabbala

Wissenschaft. Daß sie von den deutschen Professoren belächelt wird, spricht sehr für sie.

Die dunkle Welle in meinem Leben, die ich fürchte, kommt auch mit einer gewissen Regelmäßigkeit. Ich kenne die Daten und Zahlen nicht, ich habe niemals ein fortlaufendes Tagebuch geführt. Ich weiß nicht und will nicht wissen, ob die Zahlen 23 und 27, oder irgendwelche anderen Zahlen damit zu tun haben. Ich weiß nur: Von Zeit zu Zeit erhebt sich in meiner Seele, ohne äußere Ursachen, die dunkle Welle. Es läuft ein Schatten über die Welt, wie ein Wolkenschatten. Die Freude klingt unecht, die Musik schal. Schwermut herrscht, Sterben ist besser als Leben. Wie ein Anfall kommt diese Melancholie von Zeit zu Zeit, ich weiß nicht in welchen Abständen, und überzieht meinen Himmel langsam mit Gewölk. Es beginnt mit Unruhe im Herzen, mit Vorgefühl von Angst, wahrscheinlich mit nächtlichen Träumen. Menschen, Häuser, Farben, Töne, die mir sonst gefielen, werden zweifelhaft und wirken falsch. Musik macht Kopfweh. Alle Briefe wirken verstimmend und enthalten versteckte Spitzen. In diesen Stunden zum Gespräch mit Menschen gezwungen zu sein, ist Qual und führt unvermeidlich zu Szenen. Diese Stunden sind es, wegen deren man keine Schießwaffen besitzt; sie sind es, in denen man sie vermißt. Zorn, Leid und Anklage richten sich gegen alles, gegen Menschen, gegen Tiere, gegen die Witterung, gegen Gott, gegen das Papier des Buches, in dem man liest, und gegen den Stoff des Kleides, das man anhat. Aber Zorn, Ungeduld, Anklage und Haß gelten nicht den Dingen, sie kehren von ihnen allen zurück zu mir selbst. Ich bin es, der Haß verdient. Ich bin es, der Mißklang und Häßlichkeit in die Welt bringt.

Ich ruhe heut von einem solchen Tage aus. Ich weiß, daß nun eine Weile Ruhe zu erwarten ist. Ich weiß, wie schön die Welt ist, daß sie für mich zu Stunden unendlich schöner ist als für irgend jemand sonst, daß die Farben süßer klingen, die Luft seliger rinnt, das Licht zärtlicher schwebt. Und ich weiß, daß ich das bezahlen muß durch die Tage, wo das Leben unerträglich ist. Es gibt gute Mittel gegen die Schwermut: Gesang, Frömmigkeit, Weintrinken, Musizieren, Gedichtemachen, Wandern. Von diesen Mitteln lebe ich, wie der Einsiedler von Brevier lebt. Manchmal scheint mir, die Schale habe sich gesenkt und meine guten Stunden seien zu selten und zu wenig gut, um die üblen noch aufzuwiegen. Zuweilen finde ich im Gegenteil, daß ich Fortschritte gemacht habe, daß die guten Stunden zu- und die bösen abgenommen haben. Was ich niemals wünsche, auch in den schlechtesten Stunden nicht, das ist ein mittlerer Zustand zwischen Gut und Schlecht, so eine laue erträgliche Mitte. Nein, lieber noch eine Übertreibung der Kurve – lieber die Qual noch böser, und dafür die seligen Augenblicke noch um einen Glanz reicher!

Abklingend verläßt mich die Unlust, Leben ist wieder hübsch, Himmel ist wieder schön, Wandern wieder sinnvoll. An solchen Tagen der Rückkehr fühle ich etwas von Genesungsstimmung: Müdigkeit ohne eigentlichen Schmerz, Ergebung ohne Bitterkeit, Dankbarkeit ohne Selbstverachtung. Langsam beginnt die Lebenslinie wieder zu steigen. Man summt wieder einen Liedervers. Man bricht wieder eine Blume ab. Man spielt wieder mit dem Spazierstock. Man lebt noch. Man hat es wieder überstanden. Man wird es auch nochmals überstehen, und vielleicht noch oft. Es wäre mir ganz unmöglich zu sagen, ob dieser bewölkte, still in sich bewegte, vielfädige Himmel sich in meiner Seele spiegelt oder umgekehrt, ob ich von diesem Himmel nur das Bild meines Inneren ablese. Manchmal wird das alles so völlig ungewiß! Es gibt Tage, an denen bin ich überzeugt, daß kein Mensch auf Erden gewisse Luft- und Wolkenstimmungen, gewisse Farbenklänge, gewisse Düfte und Feuchtigkeitsschwankungen so fein, so genau und so treu beobachten könne wie ich mit meinen alten, nervösen Dichter- und Wanderersinnen. Und dann wieder, so wie heute, kann es mir zweifelhaft werden, ob ich überhaupt je etwas gesehen, gehört und gerochen habe, ob nicht alles, was ich wahrzunehmen meine, bloß das nach außen geworfene Bild meines inneren Lebens sei.

KARL PHILIPP MORITZ
Die Büchse der Pandora

Nun ließ aber Jupiter, der über den Raub des Feuers noch immer zürnte, eine weibliche Gestalt von Götterhänden bilden, die er, mit allen Gaben ausgeschmückt, Pandora nannte, und sandte sie mit allen verführerischen Reizen und mit einer Büchse, worin das ganze Heer von Übeln, das den Menschen drohte, verschlossen war, zum Prometheus, der bald den Betrug erkannte und dies gefährliche Geschenk der Götter ausschlug.

Da konnte Jupiter seinem Zorne nicht länger Einhalt tun, sondern ließ den Prometheus, für seine Klugheit zu büßen, an einen Felsen schmieden; und das Unglück kam demohngeachtet über die Menschen; denn der unvorsichtige Epimetheus, des Prometheus Bruder, ließ sich, obgleich gewarnt, durch die Reize der Pandora betören, welche, sobald er sich mit ihr vermählt hatte, die Büchse eröffnete, woraus sich plötzlich alles Unheil über die ganze Erde und über das Menschengeschlecht verbreitete.

Sie machte schnell den Deckel wieder zu, ehe noch die Hoffnung entschlüpfte, welche nach Jupiters Ratschluß allein zurückblieb, um einst noch zur rechten Zeit den Sterblichen Trost zu gewähren.

Schön krank
oder Sich legen bringt Segen

FRIEDRICH NIETZSCHE
Arznei der Seele

Still-liegen und Wenig-denken ist das wohlfeilste Arzneimittel für alle Krankheiten der Seele und wird, bei gutem Willen, von Stunde zu Stunde seines Gebrauchs angenehmer.

ERICH KÄSTNER
Wiegenlied für sich selber

Schlafe, alter Knabe, schlafe!
Denn du kannst nichts Klügres tun,
als dich dann und wann auf brave
Art und Weise auszuruhn.

Wenn du schläfst, kann nichts passieren ...
Auf der Straße, vor dem Haus,
gehn den Bäumen, die dort frieren,
nach und nach die Haare aus.

Schlafe, wie du früher schliefst,
als du vieles noch nicht wußtest
und im Traum die Mutter riefst.
Ja, da liegst du nun und hustest!

Schlaf und sprich wie früher kindlich:
»Die Prinzessin drückt der Schuh.«
Schlafen darf man unverbindlich.
Drücke beide Augen zu!

Mit Pauline schliefst du gestern.
Denn mitunter muß das sein.
Morgen kommen gar zwei Schwestern!
Heute schläfst du ganz allein.

Hast du Furcht vor den Gespenstern,
gegen die du neulich rangst?
Mensch, bei solchen Doppelfenstern
hat ein Deutscher keine Angst!

Hörst du, wie die Autos jagen?
Irgendwo geschieht ein Mord.
Alles will dir etwas sagen.
Aber du verstehst kein Wort . . .

Sieben große und zwölf kleine
Sorgen stehen um dein Bett.
Und sie stehen sich die Beine
bis zum Morgen ins Parkett.

Laß sie ruhig stehn und lästern!
Schlafe aus, drum schlafe ein!
Morgen kommen doch die Schwestern,
und da mußt du munter sein.

Schlafe! Mache eine Pause!
Nimm, wenn nichts hilft, Aspirin!
Denn, wer schläft, ist nicht zu Hause,
und schon geht es ohne ihn.

Still! Die Nacht starrt in dein Zimmer
und beschnuppert dein Gesicht . . .
Andre Menschen schlafen immer.
Gute Nacht, und schnarche nicht!

GÜNTER KUNERT
Im Winter

Keine andere Jahreszeit ist so günstig, einerseits zu erkranken, andererseits auch, unabgelenkt von der Heiterkeit und
Regsamkeit des Sommers, sich der Krankheit mit Muße hin-
zugeben. Eine Erkältung, eine Grippe genügt, damit der
Körper, geschwächt und fiebrig, zum einzigen Gegenstand
seines eigenen Interesses werde. Aus diesem schlaff hin-
gelagerten Objekt, dem der Schlaf immerzu näher ist als
die Außenwelt, ersteht personale Vorzeit, aber diffus, ver-
schwommen, wie wiedererwachende Vorzeit stets und wie
die Krankheit sie kraftlos reproduziert Alle früheren Erkrankungen sind in der jeweils letzten präsent. Die Gedanken wenden sich dem bisherigen Lebensweg zu, voller Verwunderung, wie viel wie rasch man schon zurückgelegt hat.
Vor dem Fenster der Flockenfall ist jener der Kindheit, in die
man unversehens wieder eintritt, nicht allein durch das fliegende und sinkende Weiß, Isolation von jeder Aktualität,
sondern durch die momentane Hinfälligkeit des Leibes, der
sich besser als das Gedächtnis erinnert. Zurückversetzt in
einen Zustand, der Geborgenheit, Fürsorge, Beruhigung sowohl erfordert wie schafft und den Verzicht auf Wollen und
Willen einschließt, breitet sich mit dem Infekt im Kranken
eine Zufriedenheit aus: seine Verantwortlichkeit ist vermin-
dert, wenn nicht gänzlich aufgehoben. Ein Kranker darf sich
seiner Krankheit überlassen und alles andere rundum sich
selber. Er darf, indem er den Kopf höher aufs Kissen schiebt,
den Rücken gestützt, den Schnee genießen als märchenhafte
Erweiterung seines Federbettes, das seinen Status sichert
und unter dem er sich gleich auf die andere Seite dreht, um
weiterzuträumen.

Ich liege

Wer längere Zeit im Bett liegen will und trotzdem Wert darauf legt, seinen Mitmenschen verständlich zu bleiben, der
muß sich krank stellen. Ich mußte von einer Minute zur anderen eine Krankheit parat haben.

Vom Hauptbahnhof hinüber in die Marsstraße war ich
gerannt. Die 98 Stufen zu uns hinauf nahm ich wie angeso-
gen. Dann läutete ich, Birga öffnete, ich holte Atem nach,
gab die Koffer nicht aus der Hand, küßte hinüber, traf dane-
ben, ging an ihr vorbei, kam ins Schlafzimmer, sagte wohl:
die Koffer packen wir besser hier aus, stellte die Koffer zwischen Schrankfront und Bett auf den Boden, drehte mich
um, stand vor Birga und bemerkte, daß ich unvorbereitet
war. Ich müsse mich hinlegen, hörte ich mich sagen. Ihr
Gesicht gerann augenblicklich zu jener Sorgenformation,
die sich seitdem sozusagen automatisch herstellt, wenn sie
mit Tee und Abertee ans Bett tritt. Die richtige Frau trägt
die Krankheit ihres Mannes im Gesicht und verleiht seiner
Krankheit mit ihren Gesichtszügen eine Würde des Ausdrucks, mit der der Kranke selber nicht konkurrieren kann.
Ich hoffe, daß Birga dieses gravierende Gesicht immer erst
auf dem Weg von der Küche zur Schlafzimmertür zuteil
wird und daß sie es, wenn sie mich verläßt, unter dem Ge-
rede der Kinder nicht lang zu bewahren vermag.

Ich war froh, als ich sah, wie schnell sie mich mit ihrem
Gesicht krankschrieb; ich genoß die bitter zusammenstre-
benden Züge wie ein Attest. Aber leider muß ein Mensch
auch noch sprechen. Ich tastete also zuerst bihändig nach
den Schläfen, dann griff ich mit einer Hand ans Bett und
sagte, es sei mir schwindlig. Da durfte ich mich natürlich
gleich hinlegen. [...]

Jetzt im Bett, kommt mir vor, ich könnte nie genug davon kriegen. Liegen und liegen. Kissen umarmen. Die Tage rutschen mir durch die mit der Bettdecke beschäftigten Finger wie nichts. Ich komme außer Atem, wenn ich mitzählen will. Keine Zeit, keine Zeit. War ich je so in Bewegung. Offenbar rast mein Blut durch die Adern. In Kniekehlen, Armbeugen, Lenden, Hals, an allen Gliederknicken schlagen die Pulse. Schlagen gegen die Bettdecke. Wo die Bettdecke berührt, raschelt die Bettdecke unter meinen Pulsen, vibriert sie, schlägt mit, multipliziert sie meine Pulse, das Zimmer schwankt, hoffentlich ist das Haus elastisch, hoffentlich gibt die Weltdecke nach, sonst zerreiße ich, zerreiße ich sie, zerreißen wir mit einander. Eine leichtere Bettdecke brauch ich. Ich darf die Pulse nicht durch Widerstand reizen. Die Bewegung soll kreisen, konzentrisch, immer enger, eine Fassung meiner selbst. Gyrinus-Taumelkäfer, ich sah Dich im Sommer die engen Kreise auf dem Wasser ziehen, Dich mach ich zum ersten Tier, in meinem Wappen.

Leider muß ich noch sprechen, muß anderen verständlich bleiben, muß klug, zäh, fünfmal am Tag Birga beruhigen. Muß sagen: nein, schwindlig ist es mir nicht, nicht, solange ich liege. Trifft sie mich an beim Schreiben, sagt sie: Du arbeitest. Und ich muß sagen: Nein, ich erlaube der rechten Hand Bewegungen. Liege ich bloß so da, scheine ihr also müßig – dabei wird in mir gekämpft, werden die Schlachten des Sommers von Wendung zu Wendung noch einmal nachgekämpft –, sagt sie bittend-beschwörend: Du fühlst Dich besser! Und ich muß sagen: Ja, doch, bis auf das Ohrensausen, und dann eben dieser Druck im Hinterkopf. Und sie kriegt gleich das Witwengesicht: Nüstern eng angeatmet, im Kinn pressen zwei Kerben ein schlecht durchblutetes Hügelchen nach vorn, die Mundwinkel klagen so bitterscharf und zart wie nichts sonst bitterscharf und zart klagen kann. Ein richtiges Heulgesicht, aber ganz trocken, also linienscharf, ohne lindernde Tränen. Das kann ich nicht ansehen.

Sie friert schon vor Verlorenheit, zählt dem anrückenden Schicksal die Kinder auf wie ein Lösegeld. Also lache ich, singe mir harmlose Diagnosen, rede von einem kleinen Sonnenstich, kein Hitzschlag, aber vielleicht ein winziger Sonnenstich, weil ich auf dem Balkon saß und schrieb, obwohl der Seehausbesitzer Blomich sagte: Unterschätzen Sie die Sonne nicht!

Hochachtungsschauer pflügten mir am Rückgrat auf und ab, als ich mich das sagen hörte. Wem muß man danken da- für, daß einem so ein Wort einfällt im richtigsten Augenblick? Ich danke den hunderttausend unwillkürlich zusammenwirkenden Zellen dafür. Sonnenstich. Ein besseres Wort hätte ich gar nicht anbieten können. Klingt harmlos, vormedizinisch. Laß uns einen Übersetzungsversuch machen: Heliosis vielleicht? Also auch auf medizinisch eher für Gedichte geeignet als für Laieneinschüchterung. Aber, Birga, es hat mit dem Kopf zu tun. Also ein klein wenig Rücksicht darf' ich doch erbitten für meinen lieben Sonnenstich, die sausende Heliosis. [...]

Also, Birga, jetzt schau mich bitte nicht mehr an, als sähest Du mit den Röntgenaugen der Liebe in meinem Schädel einen Tumor blühen. Und, bitte, keinen Tee mehr. Sonnenstich braucht keinen Tee.

Wie wär's denn mit einem Hausarzt? Wir brauchen hier sowieso mal einen. Nichts gegen Deine Umschläge, Deine sehr persönlichen Tees. Wo ich doch, wenn auch gegen Deinen Willen, in der Krankenkasse bin. Ich bin eben rettungslos zivilisiert. Wir sind da so hübsch verschieden wie sonst auch. Also, ja?

Und sie zeigt Trauer, hält es wieder für eine Art Scheidungsbegehren, weil ich zwischen sie und mich einen kalten Arzt schieben will. Ich zitierte das Jahrhundert, in dem wir leben und kriegte meinen Hausarzt. Ich rief gleich: Ich hab meinen Hausarzt! Einen Hausarzt traute ich mir zu. Und ich täuschte mich nicht. Zweimal pro Woche habe ich jetzt mein zielstrebiges Geplauder mit Dr. Weinzierl, er flüstert draußen im Flur mit Birga, flüstert ihr, was ich geflüstert haben will, vor allem Ruhe, flüstert er, Ruhe, Ruhe, Ruhe. Dafür zeige ich Birga, daß es mir besser geht. Das freut sie, aber sie kann es sich nicht erklären; hat sie doch den Doktor nur wegen seines kräuterhaft liebenswürdigen Namens aus dem Telephonbuch gewählt, sein bloßes Wissen verachtet sie. Hauptsache: Mich schützt sein bloßes Wissen. Ich hoffe nicht, daß er sein Wissen je überwindet und dann mich zu fassen kriegt. Vorerst kämpfen wir ganz leise. Er fragt: Bückschwindel, Drehschwindel oder Schwankschwindel? Ich lasse mir die Schwindelarten erklären und schwanke dann zwischen Dreh- und Schwankschwindel. Daß der Boden unter einem schwanken kann, imponiert mir am meisten. Also vielleicht doch Schwankschwindel. Hörschwierigkeiten? Nein. Ohrenweh? Nein. Doppelsehen? Da sage ich nicht glattweg Nein. Fieber? Doch, eine Art Fieber wirbelt in mir. Ich muß ja nicht gleich dazu sagen, daß ich dieses Fieber mir selbst verdanke. Ich sage einfach: achtunddreißigzwo. Fallneigung? Nein, das nicht, aber Liegeneigung, Herr Doktor, eine ungeheure Neigung, einfach zu liegen, also schon fast eine Liegesucht. Da spüre ich, daß ich zu weit gegangen bin. Womöglich kommt der noch auf Gedanken. Bleiben wir doch bei den Sehstörungen, Herr Doktor. Was gibt's da noch? Flimmern bietet er an und Schleiersehen. Doch, darüber läßt sich reden. Aber aus einer Migränefamilie stamme ich nicht. Nein. So leicht darf ich es Ihnen nicht machen, sonst scheuchen Sie mich übermorgen aus dem Bett. Eine Commotio vielleicht, dort am Bodensee, in dem Seehaus, gab es da einen Bootssteg, glitschig vielleicht, sind Sie da vielleicht einmal gestürzt? Nein, bin ich nicht. Aber mit dem Aufenthalt im Seehaus Blomich hat meine Liegesucht schon zu tun. Das dürfen Sie nicht wissen. Obwohl, andauernd möchte ich den Körperkenner fragen: woher kann denn die Liegesucht kommen, die Sucht, allein zu sein. Was ist das in Fleisch und Blut, wie heißt dieser Liegebefehl auf medizinisch? Es ist wahrhaftig eine Sucht, Herr Doktor. Möglich, ich habe die Nase voll. Gibt's in der Richtung was Lateinisches? Warum tun mir die Augen weh, wenn ich Sie anschauen muß? Ich ertrage Sie bloß, weil ich mit Ihrer Hilfe im Bett bleiben kann. Sie haben mir rundum Ruhe zu garantieren und die Familie vor Panik zu bewahren. Trauen Sie sich aber zu, mir aus meinen Säften weiszusagen, dann werden wir Freunde. Wenn nicht, dann wollen wir lieber in Ihren Wörtern weiterwaten und eine Krankheit zusammenstellen aus Schleiersehen, Schwankschwindel, Fallsucht, Fieber und Nausea. Bleiben wir doch bei Sonnenstich, Herr Doktor. Auch wenn Sie glauben, der müßte längst verklungen sein. Möglich, er ging tiefer als wir ahnen. Und Sie wissen, wie langsam die feinen Hirnhäute heilen.

Daß es so schwierig ist, ein bißchen im Bett bleiben zu dürfen, hätte ich nie gedacht.

Im Bockshorn

Im Bockshorn sitzen, wohin einer gejagt wird, in dessen bei-
nernen Windungen er weiter und weiter kriecht, vom Hellen
ins Spiraligdunkle, so als gäbe es dort etwas zu ergründen,
vielleicht auch etwas zu hören, ähnlich dem Summen und
Dröhnen einer Muschel, nur eben kein Meeresgeräusch,
sondern den Wind der Ziegenweiden im Gebirg. Jedenfalls
etwas für das es lohnt sich dünn zu machen, nadelspitzen-
dünn und taub für die Welt, in die wir doch wieder zurückkehren werden, nur nicht ehe wir uns einmal soweit als möglich von ihr entfernt haben, nicht ehe wir das Brausen gehört
haben, nicht sofort.

Wo tut's denn weh?

KARL VALENTIN
Beim Arzt

ARZT: Darf ich bitten, der Nächste. *(Tür klappen)*

PATIENT: Grüss Gott Herr Arzt[.]

ARZT: Grüss Gott Herr Meier, na wo fehlt's?

PATIENT: O mei Herr Doktor, mit mein'm Mag'n stimmt's nimmer recht. Jedesmal wenn ich g'essen hab, dann hab ich den Magen so voll.

ARZT: Ja das ist doch keine Krankheit, das ist doch ganz logisch, wenn Sie in den Magen was hineintun, muss er ja voll werden, wie ist es denn wenn Sie nichts essen?

PATIENT: Ganz das Gegenteil, dann fühl ich so eine Leere im Magen[.]

ARZT: Na sehen Sie, dann ist doch Ihr Magen in Ordnung.

PATIENT: Ja [a]ber wie kommt denn das dann, dass ich beim Stiegensteigen so schnaufen muss?

ARZT: Ja mein Lieber, da muss a Anderer auch schnaufen, aber das hängt doch nicht mit dem Magen zusammen, sondern mit der Lunge[.]

PATIENT: Ja auf der Lunge bin ich g'sund, da fehlt mir nix, trotzdem ich mir vor 2 Jahren an Fuss brochen hab.

ARZT: So an Fuss ham Sie sich brochen, wie ist denn das passiert?

PATIENT: Zuviel Alkohol hab ich dawischt[.]

ARZT: Am Alkohol können Sie sich doch nicht den Fuss brechen[.]

PATIENT: Freili, b'suffa war i und da bin i auf einer ausländischen Bananenschale ausg'rutscht und hab mir meinen eigenen Fuss brocha.

ARZT: Ja da war aber dann nicht der Alkohol schuld, sondern die Bananenschale.

PATIENT: Selbstverständlich war die Bananenschale schuld,
weil ich die net g'sehn hab und drum glaub ich, Herr Doktor, dass mit meinen Augen nimmer 's richtige is, weil,
wenn ich z. B. daheim Zeitung lies, dann krieg i so Kreuz-
weh, dass i 's lesen aufhören muss.

ARZT: Aber lieber Herr Meyer, schlechte Augen können
niemals Kreuzschmerzen erzeugen.

PATIENT: Dös kann schon sein, aber d'Augen und 's Kreuz
müssen doch eine heimliche Verbindung haben, weil
man oft die alten Leut' jammern hört, wenn's sagen: »Es
ist schon ein rechtes Kreuz, wenn man nimmer gut
sieht.«

ARZT: Ja Herr Meier, Sie sollen halt weniger Zeitung lesen,
dafür viel Obst essen, denn Obst ist gesund.

PATIENT: Nicht für jeden Herr Doktor – a Bekannter von
mir wäre beinahe an einer Zwetschgen erstickt.

ARZT: Wie alt sind Sie denn schon Herr Meier?

PATIENT: Schauns Herr Doktor, ich bin schon bald 10 Jahre
älter als meine Frau – ja[.]

ARZT: So, so – wie alt ist denn ihre Frau?

PATIENT: Ja meine Frau die ist jetzt – das könnt ich Ihnen
jetzt gar nicht sagen.

ARZT: Nun ja, ist auch Nebensache – ist der Darm in Ordnung?

PATIENT: Von der Frau?

ARZT: Nein nei, der Ihrige?

PATIENT: Aso, der meinige – ja ja – selbstverständlich – im
Vertrauen zu Ihnen gesagt[.] *(Pause von 3 Sekunden)*

ARZT: So so, hahahaha – dann lieber nicht – dann ver-
schreib ich Ihnen statt Rizinusöl lieber Opiumtropfen.
Was haben Sie eigentlich für einen Beruf Herr Meier?

PATIENT: Ich bin Leiternfabrikant[.]

ARZT: Ha ha, Sie machen die langen Leitern für die Feuer-
wehr?

PATIENT: Na na, ich mach die ganz winzig kleinen für die
Laubfrösch[.]

ARZT: Was Sie nicht sagen, sehr interessant, na ja, Leiter ist
Leiter, aber dass wir wieder auf unser Thema zurückkom-
men Herr Meier, ausser einer kleinen Diarreh wüsst ich
nicht was Ihnen fehlt, Sie sind vollständig gesund[.]

PATIENT: Was, g'sund bin i! Mir wär's ja gnua, für was bin
denn i dann bei der Krankenkasse?

FRIEDRICH STOLTZE
Das Leberleiden

Un e hiesiger achtbarer Berjer hat e recht groß Lewerleide
gehat, verkneppt mit ferchterliche Magedricke un em sehr
bedenkliche Widderwille vor Eppelwei. Un da is err zu eme
Dokter gange un hat gesacht: »Gun Dach, Herr Dokter.«
Un da hat der Dokter gesacht: »Guhten Dag! Was bringe Se
mir?« – Un da hat der hiesige achtbare Berjer gesacht: »Ach,
Herr Dokter, ich habb e sehr groß Lewerleide, verkneppt
mit Magedricke un em sehr bedenkliche Widderwille vor
Eppewei.«

Un da hat der Dokter gesacht: »Seit wann hawwe Sie
dann des Lewerleide?« – Un da hat der Mann gesacht: »Seit
ich die letzt groß Gänslewer ganz alla gesse habb.« – Da hat
awwer der Herr Dokter widder gesacht: »Deßjenige hätte
Sie awwer aach nicht dun solle! Sie hawwe vermutlich Wasser eninn getrunke?« – Un da hat der Mann widder gesacht:
»Deß könnt ich justement nicht sage, Herr Dokter; awwer
verrzeh Schoppe Eppelwei.« – Da hat awwer der Herr Dokter gesacht: »Deßjenige hätte Sie awwer aach nicht dun
solle. Sie hawwe sich daderrdorch sehr Ihrn Mage ver-

dorwe, zeige Se emal Ihr Zung!« – Un wie der Mann sei Zung erausgestreckt hat, da hat der Herr Dokter e sehr ernst Gesicht gemacht un hat gesacht: »Ja, die is sehr belegt! – Ich wern Ihne hier vorderhand was verschreiwe, deß lasse Se gleich in der Apedek mache, un dann gehn Sie nach Haus un lege sich in Ihr Bett. Ich wern morje frih zu Ihne komme, un dann wern merr weiter seh!«

Da hat awer der Mann gesacht: »Ach, Herr Dokter, ich bin uff morje Awend uff e bayrisch Lewerklees-Esse eigelade! Ich megt Ihne gebitt hawwe, verschreiwe Se merr gleich des *letzt* Rezept, ich will die annern ja geern bezahle!«

ART BUCHWALD
TÜV

Auf dem Gebiet der Medizin wird in den achtziger Jahren wohl der größte Durchbruch darin bestehen, daß man Ersatz für alle menschlichen Körperteile herstellen kann. Herzschrittmacher, Kunststoffgelenke und -hüften haben sich ja bereits ebenso bewährt wie Knochen aus Metall oder künstliche Organe, die im steigenden Maße Funktionen übernehmen sollen, die der menschliche Organismus nicht mehr selbst ausüben kann.

Vielleicht bin ich zu optimistisch, aber ich könnte mir durchaus vorstellen, daß bis zum Jahr 1989 so etwa die Hälfte unseres Körpers aus Produkten der Pharma- bzw. Stahlindustrie besteht. Das hat dann logischerweise zur Folge, daß wir in Zukunft nicht mehr in ein Krankenhaus gehen, wenn uns etwas fehlt, sondern einen Reparaturbetrieb aufsuchen werden.

Ein Mann betritt Georges Menschenreparaturwerkstatt:
»Was kann ich für Sie tun?«
»Überholen und schmieren, bitte!«

George nimmt seinen Bestellblock und schreibt.

»Gehen Sie schon mal bitte zur Hebebühne, ich komme gleich, um Sie durchzuchecken.«

Der Mann tut, wie ihm geheißen, und George windet ihn hoch.

»Was machen denn die Knie?«

»Beim Jogging wollen sie nicht mehr so recht.«

»Ich werde mal die Kugellager und Keilriemen wechseln«, sagt George, während er sich seine Notizen macht.

»Wann wurde die Beinmuskulatur das letzte Mal überprüft?«

»Dürfte auch schon wieder ein Jahr her sein, warum?«

»Ziemlich ausgeleiert. Es gibt da jetzt einen neuen Stahlgürtelmuskel, da sind fünf Jahre Garantie drauf!«

»Muß das wirklich sein?«

»Kommt ganz darauf an, wie ihre Beine laufen sollen.«

Der Mann nickt zustimmend, während George eifrig notiert. Dann fragt er: »Na, wie geht's denn mit unseren Armen?«

»Ich habe einen Tennisarm, hier rechts.«

»Da werden wir die Stoßdämpfer auswechseln müssen. Und die Finger, was ist damit?«

»Die sind in Ordnung, die machen's noch ein Weilchen!«

George untersucht die Hände. »Ich werde die Fingerspitzen auswechseln, die Nägel rosten.«

»Also jetzt hören Sie mal! Ich bin eigentlich nur zum Kundendienst hergekommen. Mein Fahrgestell ist jetzt fünfzig Jahre alt, und da wollte ich eigentlich nicht mehr so viel Geld reinstecken!«

»Ist denn sonst alles okay?«

»Na ja, wenn ich aufstehe, tut mir manchmal der Rükken weh. Jedesmal wenn ich meine Zehen berühren will, knirscht es so eigenartig.«

Georges Hand tastet den Rücken des Mannes ab. »O je, das habe ich befürchtet«, sagt er, »die Wirbelsäule ist gestaucht. Das müssen wir unbedingt reparieren. Momentan haben wir ein Sonderangebot an Rückenachsen, da übernimmt der Hersteller die Garantie bis ans Lebensende, andernfalls bekommen Sie kostenlos Ersatz. Und wie steht es mit dem Kopf?«

»Ist völlig in Ordnung, da ist keine Schraube locker!«

»Ihre Haare sehen auch nicht mehr toll aus. Sie sollten sich neue machen lassen. Wir haben gerade den letzten Schrei hereinbekommen, aus wetterbeständigem Orlon, da brauchen Sie nie wieder einen Hut!«

George schreibt alles gewissenhaft auf. Dann sagt er:

»Ich glaube, Ihre Lunge verliert Luft. Ich werde die Ventile auswechseln. Sie sind doch Amerikaner – oder?«

»Na was denn sonst, aber warum fragen Sie?«

»Wenn Sie Ausländer wären, müßte ich die Ersatzteile in Europa bestellen, das kann dann schon bis zu zwei Monaten dauern.«

»Bin ich jetzt fertig?« fragt der Mann.

»Fürs erste schon«, antwortet George.

»Wann ist denn der nächstmögliche freie Termin in Ihrer Werkstatt?«

George blättert in seinem Terminkalender. »Wenn Sie am Donnerstag gleich um acht Uhr in der Früh da sein können, könnten Sie so bis gegen fünf Uhr fertig sein, vorausgesetzt, meine Leute finden nicht noch etwas, das ich bisher übersehen habe.«

»Wenn Sie all das ausbessern, von dem Sie glauben, daß es notwendig ist, könnten Sie mir dann dafür garantieren, daß mein Körper für die nächsten zwei Jahre ohne Störungen funktioniert?« fragt der Mann.

»Leider nein!« sagt George, »schließlich bin ich doch kein Arzt!«

5. JULI: Ich huste neuerdings. Ich huste und huste. Die ganze Nacht hindurch. Statt zu schlafen, huste ich.

7. JULI: Ich habe mich für die Sprechstunde angemeldet.

10. JULI: Er hat mich mit dem Hämmerchen abgeklopft und gesagt: »Hmm!« Was bedeutet dieses »Hmm«?

11. JULI: Man hat von mir Röntgenbilder gemacht. Sehr hübsch. Ganz dunkel mit hellen Rippen.

20. JULI: Ich beglückwünsche euch, werte Genossen, ich habe Tuberkulose. Ade, du weite Welt!

30. JULI: Man hat mich in einen Kurort geschickt, ins Sanatorium »Zum gesunden Geist«. Habe für 2000 Werst Umzugsgelder gekriegt und eine Gratisfahrkarte, dritte Klasse mit Strohsack ...

1. AUGUST: ... und Wanzen. Bin unterwegs. Sehr schöne Aussicht. Die Wanzen haben etwa die Größe von Küchenschaben.

3. AUGUST: Ich bin in Sibirien angekommen. Sehr schöne Gegend. Noch 293 Werst zu Pferd. Stutenmilch.

6. AUGUST: Die Stutenmilch kann mir gestohlen werden. Man sagt, es sei ein Irrtum. Ich hätte gar keine Tuberkulose. Wiederum werden Röntgenaufnahmen gemacht. Ich habe meine Nieren gesehen. Widerlich!

8. AUGUST: Und deshalb schreibe ich jetzt in Rostow am Don weiter. Eine sehr schöne Stadt.

Ich fahre weiter in die Heilstätte »Sonnengabe« nach Kislowodsk.

12. AUGUST: Kislowodsk. Jedoch weit gefehlt. Meine Niere hat hier nichts zu suchen. Sie sagen: »Welcher Teufel hat Sie hierhergeschickt?«

15. AUGUST: Ich schreibe auf dem Dampfer, angeblich mit erblicher Syphilis, latente Form, und fahre auf die Krim.

Ich übergebe mich, bin seekrank. Verflucht sei ein solches Heilverfahren!

22. AUGUST: Jalta, eine wunderschöne Stadt, wenn nur die Medizin nicht wäre! Eine rätselhafte Wissenschaft. Hier hat man bei mir im Gedärm Würmer gefunden, dazu eine latente Appendizitis. Ich fahre jetzt nach Lipezk im Gouvernement Tambow. Ade, wilde Wasser des Schwarzen Meeres!

27. AUGUST: In Lipezk wundern sich alle. Der Arzt ist überaus sympathisch. Was die Würmer betrifft, so hat er gesagt: »Die sind selbst Würmer!« Er hat mich ans Fenster geführt, mir in die Augen geschaut und erklärt: »Sie haben einen Herzfehler.« Ich bin nicht einmal mehr erschrocken, denn ich habe mich schon damit abgefunden, daß ich total verfault bin. Ich habe geradeheraus gefragt: »Wohin muß ich?«

Es stellt sich heraus, daß ich nach Borschomi muß. Kaukasus, ade!

1. SEPTEMBER: In Borschomi hat man mir nicht einmal erlaubt, meine Sachen auszupacken. »Wir nehmen keine Rheumatiker«, sagte man mir. Nun bin ich also zum Rheumatiker geworden! Lange habe ich nicht mehr zu leben auf dieser weiten Welt. Ich bin abermals unterwegs nach Sibirien . . .

10. SEPTEMBER: Gelobtes Meer, heiliger Baikal! Die Ausblicke sind hier zauberhaft, nur daß schon eine Hundekälte herrscht. Der sibirische Arzt meint, es sei unvernünftig, von einem Kurort zum andern zu reisen, wo doch bald mit Schnee zu rechnen sei. »Sie müssen«, riet er mir, »irgendwohin fahren, wo Sie sich aufwärmen können.« »Ich verordne«, sagte er, »daß Sie auf die Krim kommen.« Ich sagte ihm, daß ich dort bereits gewesen sei. Schönen Dank. Er aber sagt: »Wo genau waren Sie?« Ich sagte: »In Jalta.« Und er sagt: »Ich hingegen«, sagt er, »schicke Sie nach Alupka.«

Mir ist es egal wohin, und sei's dem Teufel auf die Hörner! Ich habe mir einen Pelz gekauft und bin losgefahren.

25. SEPTEMBER: In Alupka ist alles geschlossen. Man sagte mir: »Fahren Sie nach Hause, sonst klopfen Sie die ganze Republik ab wie ein Obdachloser.« Nun kann mir alles gestohlen bleiben, ich fahre nach Hause.

1. OKTOBER: Jetzt bin ich also zu Hause. Während ich unterwegs war, ist mir meine Frau untreu geworden. Ich bin beim Arzt gewesen. Er sagt: »Sie sind«, sagt er, »ein völlig gesunder Mensch, kerngesund.« »Aber warum«, frage ich, »haben Sie mich denn überhaupt weggeschickt?« Und er hat geantwortet: »Es war eben ein Irrtum.« Nun, Irrtum hin, Irrtum her, morgen gehe ich jedenfalls zur Arbeit.

Der Kranke No. 555
Michail

HEINRICH SPOERL
Bitte recht gründlich

Das schönste an einer Reise sind die Erinnerungen. Die Erinnerungen, die man in sich trägt – und diejenigen, die man vorzeigen kann. Der einfache Mann schreibt Ansichtskarten; wer etwas auf sich hält, fotografiert.

Man kann die Bilder auch fertig kaufen, einzeln und in Zickzack-Päckchen, dann sind sie billiger und wahrscheinlich auch besser und haben den Vorteil, daß man sie überall bekommt, von Orten wo man war und wo man nicht war. Auf dem Markusplatz gibt es Bilder vom Vesuv, und in Rom welche vom Comer See.

Was man allerdings nicht kaufen kann, sind die Aufnahmen von den fröhlichen Reisegenossen. Aber darüber braucht man sich keine Sorgen zu machen; auf jeder Fahrt findet sich ein freundlicher Mann, der eine Kamera hat und liebenswürdige Aufnahmen von uns macht, sich auch die

Adressen notiert und einige Zeit später die Abzüge schickt oder nicht schickt.

Dieser freundliche Mann ist Herr Platte.

Als die Reisegesellschaft am anderen Morgen wieder unter dem Kommando des Reiseleiters steht und nach einem munteren Frühstück zur Besichtigung der Kirchen und Kanäle angetreten ist, springt Herr Platte vor und macht draußen am Hoteleingang noch schnell ein paar Bilder. Die Zeit ist zwar ein bißchen knapp, aber es ist rührend, in welch uneigennütziger Weise Herr Platte sich müht und herumspringt und seine kostspieligen Filme verschwendet.

Man wäre weniger gerührt, wenn man von der famosen Erfindung wüßte, die Platte auf diesem Gebiet gemacht hat: Man braucht nämlich keinen Film, man kann auch mit der leeren Kamera fotografieren, sie macht das gleiche »Klack«, wenn man auf das Knöpfchen drückt; niemand merkt die List, und wenn die Leute später keine Abzüge bekommen, dann ist die Reise längst vorbei und man ist es auch nicht anders gewohnt. So macht sich Herr Platte beliebt, ohne daß es einen Pfennig kostet. Er versäumt keine Gelegenheit, die Leute ausgiebig in Bromsilber zu betten, mit und ohne Dom, am Meer und vor dem Reiterdenkmal, in zwanglosen Haufen oder sorgfältig gestellten Gruppen. Es ist jedesmal der Hauptspaß des Tages, mit viel Gedränge und Geschrei, jeder hat Sonderwünsche, Frau Mengwasser möchte vorn stehen, der Regierungsrat vermeidet Tuchfühlung, Paula ist traurig, weil Platte nicht mit aufs Bild kommt, der Mißvergnügte behauptet, man bekäme doch niemals Abzüge, und von den beiden Delius stellt sich immer nur einer zur Verfügung.

Das Fotografieren mit leerer Kamera ist nicht nur billig, sondern gibt auch ungeahnte technische Möglichkeiten. Man braucht sich um nichts zu kümmern, nicht um Entfernung, Blende und Belichtungstabelle, man kann bei jedem

Wetter, in jedem Raum seine Aufnahmen machen, es gibt keine Verwacklungen und keine Enttäuschungen. Die leere Kamera kann alles; Platte ist offenbar ein großer Könner und erntet höchste Bewunderung. Nur der Stille, der die Hantierungen des tüchtigen Mannes sachkundig verfolgt, lächelt wissend vor sich hin.

Darüber ist es halb zehn geworden. Der Reiseleiter klatscht sanft in die Hände und mahnt zum Aufbruch – da kommt eilig ein zierliches Zimmermädchen die Treppe herunter: Ein Gast sei erkrankt, und ob nicht zufällig ein Arzt hier wäre.

Alles blickt auf Delius, und der Reiseleiter meint, daß man sich doch an einen Hiesigen wenden könne.

Nein, es soll unbedingt ein deutscher Arzt sein.

Da entschließt sich Delius – vielleicht ist er auch ein bißchen geschmeichelt –, läßt Reisegesellschaft und Besichtigung im Stich und folgt dem Zimmermädchen nach oben.

Als er an die Tür klopft, antwortet von innen eine weibliche Stimme: »Ja, kommen Sie nur herein.« Delius tritt ins Zimmer und bleibt an der Tür stehen: Vor dem Frisiertisch sitzt, in einem luftigen Kimono, seine Bekanntschaft aus dem Fahrstuhl und fragt, indem sie sich Hals und Schultern pudert: »Wie ist das, Fräulein, kommt er oder kommt er nicht? – Ach so, da sind Sie ja schon, lieber Herr Doktor, ich wollte mich gerade ins Bettchen legen.«

Delius sieht ihr sachlich ins Gesicht. »Oh, so schlimm? Was fehlt Ihnen denn?«

»Das weiß ich nicht, Herr Doktor, dafür habe ich Sie doch rufen lassen. Sie müssen mich mal untersuchen, aber bitte recht gründlich, nicht wahr?«

»Wo haben Sie Beschwerden?«

Das Fräulein überlegt. »Eigentlich überall.«

»Was heißt überall?« sagt Delius ungehalten, »ich muß doch wissen, worauf ich untersuchen soll.«

»Auf alles, Herr Doktor?« Die Patientin tut einen bedeutsamen Augenaufschlag.

»Also, wenn ich bitten darf – haben Sie irgendwo Schmerzen?«

»Herr Doktor, warum sind Sie so streng mit mir? Aber wenn Sie alles so genau wissen wollen –, also erstens habe ich keinen richtigen Appetit.«

»Zeigen Sie mal die Zunge.«

Das Fräulein macht die Augen zu und schiebt ihre Zungenspitze ein kleines Stückchen durch die Lippen.

»Weiter heraus bitte!« Delius zieht mit einem Tüchlein die Zunge gehörig aus dem Mund. Das Fräulein ist nun weniger schön. »Haben Sie Druck auf dem Magen? Kopfschmerzen? Appetitlosigkeit?«

»Ja – sehr sogar.«

»Haben Sie das schon lange? – Dann wäre es vielleicht gut, wenn Sie sich den Magen mal auspumpen ließen.«

Das zarte Fräulein wird blaß. »Nein, Herr Doktor, nein, nicht so was, das überlebe ich nicht! Kann es nicht vielleicht auch am Herzen liegen, ich habe nämlich manchmal solches Herzklopfen. Fühlen Sie mal.« Sie greift nach seiner Hand.

Er aber fragt weiter: »Haben Sie das häufiger?«

»Ich glaube.« – »Wann hauptsächlich?«

»Aber Herr Doktor, so dürfen Sie doch ein junges Mädchen nicht fragen.«

»Dann wollen wir mal nachsehen. Bitte machen Sie sich frei.« Er tritt vor das Fenster und blickt taktvoll auf die Straße. Währenddessen stellt er die üblichen Fragen. »Wie alt sind Sie?«

»Was Sie alles wissen wollen! Also, ich bin vierundzwanzig Jahre alt, heiße Tomeczek, mit Vornamen Li.«

»Verheiratet?«

»O nein.«

»Kinder?«

»Aber Herr Doktor!!«

Delius wartet noch ein Weilchen, dann fragt er: »Sind Sie so weit?«

»Schon längst, bei mir geht so was furchtbar schnell.«

Delius dreht sich um, aber das hat er nicht erwartet. »Ja, sind Sie denn verrückt! Das Herz sollen Sie frei machen, sonst nichts. Oder wissen Sie nicht, wo das Herz ist?«

»O, Herr Doktor, bei mir ist überall Herz. Aber wenn Sie gleich so komisch sind, kann ich mir ja was überhängen.« Sie macht ein beleidigtes Gesicht und legt sich malerisch ihren Kimono um. Dann horcht ihr Delius das Herz und die Lunge ab, und da er kein Höhrrohr zur Hand hat, muß er sein Ohr auf ihre Brust legen. Fräulein Li hat nichts dagegen einzuwenden.

Eine halbe Minute ist völlige Stille.

»Herr Doktor?«

»Ja?«

»Haben Sie schon etwas vor heute abend?«

»Bitte mal ruhig.«

»Geht es Ihnen auch so, daß Sie sich manchmal so einsam fühlen?«

»Leiden Sie an Hustenreiz?«

»Das weiß ich nicht.«

»Nächtliche Temperaturerhöhung?«

»Das vielleicht schon eher. Können Sie da nicht mal nachsehen kommen?«

Doktor Delius ist mit der Untersuchung zu Ende. »Ihre linke Lungenspitze gefällt mir nicht.«

Fräulein Li verzieht den Mund. »Ihnen gefällt auch gar nichts an mir.«

»Blutarm sind Sie auch. Jedenfalls rate ich Ihnen, sich nach der Reise einmal gründlich untersuchen zu lassen, Blutsenkung, Grundumsatz, vor allen Dingen muß die Lunge geröntgt werden. Da ist eine Dämpfung; ich kann nichts Genaues feststellen, aber man soll das nicht auf die leichte Achsel nehmen.«

Auf Li haben die ernsten Worte einen tiefen Eindruck gemacht, sie sieht den Arzt aus erschrockenen Augen an. »Um Gottes willen, Herr Doktor, ist das wirklich so schlimm mit mir? Und ich habe immer gedacht, ich wäre so entsetzlich gesund.«

»Dann hätten Sie mich doch wohl nicht rufen lassen.«

»O Gott, das habe ich doch nicht geahnt. Nun sagen Sie mal richtig, lieber Herr Doktor, ist das überhaupt noch zu heilen, oder –?« Sie hat sich auf einen Stuhl fallen lassen und fängt ehrlich an zu weinen.

Delius erblickt seine ärztliche Aufgabe jetzt darin, die Fassungslose zu trösten. Er streicht ihr über das Haar, tupft ihr die Tränen aus den Augenwinkeln. »Aber liebes Kind, nun lassen Sie mal den Kopf nicht hängen, es ist ja alles noch nicht endgültig. Und wenn Sie wirklich einen kleinen Knacks haben sollten – den haben wir schließlich alle einmal –, und wenn Sie dann vernünftig leben und sich ein bißchen schonen, können Sie alt dabei werden.«

»Ja, das will ich auch, ich will aber auch jung bleiben«, sagt Li und versucht zu lächeln. »Sie nicht auch, Herr Doktor? – Ach, wollen Sie schon gehen? – Jedenfalls war es sehr lieb von Ihnen, daß Sie sich bemüht haben, und ich weiß auch gar nicht, wie ich Ihnen das gut machen soll.«

»Sagen wir, zehn Mark.«

Über das Leben
oder Irgendwas ist immer

KURT TUCHOLSKY
Irgendwas ist immer

> Bald fehlt uns der Wein,
> bald fehlt uns der Becher.
> *Hebbel*

Ich kannte eine angesehene, stattliche Dame, die hatte die Gewohnheit, mit offenen Augen am Tage zu schlafen und niemals zuzuhören, wenn jemand mit ihr sprach. Die Leute erzählten ihr lange Geschichten, wie sie so die Leute erzählen: Ehescheidungsklatsch, Dienstbotennöte, Geldgeschichten, was weiß ich – und sie schlief und hörte durchaus nicht zu. Wenn aber der andre zu erzählen aufgehört hatte und schwieg und eine teilnehmende Antwort erwartete, dann fuhr meine Dame auf und sagte ein Wort, ›das‹ Wort ihres Lebens, eines, das sie stets sagte, nach jeder Geschichte, und das auch zu allen paßte:

»Ja, ja! Etwas ist immer –!«

Dies war ihre Antwort, und was darüber war, das war meist vom Übel. Aber dieses Wort wird bleiben. Etwas ist wirklich immer. Arthur Schopenhauer hat ja das Glück als den unglücklosen Zustand definiert und damit das Malheur als das Primäre angesehen. Und von ihm stammte ja auch jener grandiose Ausspruch, er habe als Jüngling beim Klingeln der Türglocke empfunden: »Ah – jetzt, jetzt kommt es!« – und später, im Alter, wenn es an der Tür klopfte: »Jetzt – jetzt kommts!« Und es kam immer etwas. (Einmal sogar eine Nähterin, die er die Treppe hinunterwarf.) Gäbe es keine Sorgen, man müßte sie erfinden. Aber, unbesorgt, wir sind nie unbesorgt. Etwas ist immer. Hundegebell; Liebeserhörung bei zu engem Kragen; guter Rotwein, aber ein grober Kellner, höflicher Kellner, aber ein schrecklicher Surius; Obermieter, die uns auf dem Kopf herumtrampeln, weil sie Flußkähne statt der Stiefel tragen; unerwünschter Familienzuwachs; Konkurs, Weltkrieg und Verdauungsbeschwerden – etwas ist immer. Aber wir sind mit daran schuld.

Unser Apparat ist viel zu groß. Kein Wunder, wenn immer irgendein Rad zerbrochen ist, eine Kette schleift, eine Schraube quietscht. Mit dem Aufwand, den wir heute treiben, eine lange Reise zu tun, haben die Griechen früher ihre kleinen Kriege absolviert, und Ruhe geben wir nie. Ich kann mir unsre Börsianer so richtig im Paradies, wie sie in dasselbe kommen, vorstellen: es zieht, das Eintrittsgeld war zu hoch, einen Kurszettel gibt es nicht, und so haben sie es sich überhaupt nicht vorgestellt. (Verkauft Eva Ansichtskarten? Nein. Also: Paradies-Baisse, Krach, Umzug in die Hölle. Den Rest siehe oben.) Etwas ist immer. Es hat nie eine treffendere Redensart gegeben. Und, wissen Sie, der ganze Spektakel hat eigentlich so wenig Sinn: Denken Sie sich, was wir in den letzten acht Jahren alle miteinander angegeben haben, und was ist dabei herausgekommen? Dieses Europa. Etwas ist immer, es ist ein bißchen viel für einen einzelnen Herrn. Und die Einwohnerschaft dieses Kontinents ist reichlich nervös geworden, so nervös, daß sie ordentlich danach sucht, wenn einmal nichts ist – ärgerlich schweift der Blick umher, daß er etwas finde, was nicht stimmt. Denn bei uns ist etwas nicht in Ordnung, wenn alles in Ordnung ist, und etwas ist immer, und zum Kampfe ist der Mann, ausgerechnet, auf der Welt. Wie sagt der Kinoregisseur? »Licht! Bewegung! Großaufnahme!«

Glück ist der Zustand, den man nicht spürt, sagt der Weise.

Wo gibt es noch reine Freuden? Ich glaube: nur noch in dem alleinseligmachenden Zustand, wo jener, glücklich lächelnd, in der Droschke saß und den Kutscher fragte, wieviel Uhr es sei. Und der Kutscher antwortete: »Elf Uhr, Herr!« Und jener, im Vollbewußtsein der irdischen Seligkeit: »Gestern – oder – heute?« Siehe, das ist das Glück. Aber der hat am nächsten Morgen einen unfreundlichen Kater und muß büßen, daß er den Flug von der Erde versucht hat. Und kraucht wieder unten – und etwas ist immer.

Wir aber sehnen uns. Nach jenem Zustand, der uns glücklich und leicht mache – nach jenem legendären kleinen weißen Häuschen, das ein Hort der Zufriedenheit sei und eine Ruhestätte vor allem Jammer. Dahin möchten wir so gern einmal.

Ich möchte heim – mich ziehts dem Vaterhause,
　　Dem Vaterherzen zu.
Fort aus der Welt verworrenem Gebrause
　　Zur stillen, tiefen Ruh.
Mit tausend Wünschen bin ich ausgegangen,
Heim kehr ich mit bescheidenem Verlangen;
Noch hegt mein Herz nur einer Hoffnung Keim:
　　Ich möchte heim.

Aber das Heim hat keine Zentralheizung, nebenan ist eine Lederfabrik mit übelduftendem Schornstein, das Weib unsrer Wahl ist dick geworden, und der Junge ist auch nicht so, wie wir ihn uns dachten: zum Diplomaten zu klug, zum Filmschauspieler zu häßlich, zum Bankier zu dumm und für einen bürgerlichen Beruf ungeeignet. Da sitzest du vor einem Idealhäuschen, die Linden rauschen, der Bach murmelt, der Mond scheint. Und in deinem Herzen keimt eine leise kleine Sehnsucht auf nach der großen Stadt, nach ihrem Lärm und nach ihrem Ärger. Ruft deine liebe Adelheid? Laß sie rufen. Aber sie ruft, lauter und nicht melodiöser. Und seufzend gehst du ins Haus ... Und laß dir nichts erzählen von feinen Inschriften für deinen Grabstein. Ich habe eine für dich, wie nach Maß gearbeitet, verlaß dich drauf, sie paßt wundervoll. Schreib: Etwas ist immer.

MAX FRISCH
Ein wirkliches Leben

»Herr Doktor«, sage ich, »es hängt alles davon ab, was wir unter Leben verstehen! Ein wirkliches Leben, ein Leben, das sich in etwas Lebendigem ablagert, nicht bloß in einem vergilbten Album, weiß Gott, es braucht ja nicht großartig zu sein, nicht historisch, nicht unvergeßlich. Sie verstehen mich, Herr Doktor, ein wirkliches Leben, und das kann das Leben einer sehr einfachen Mutter sein oder das Leben eines großen Denkers, eines Gründers, dem es sich in Weltgeschichte ablagert, aber das muß nicht sein, meine ich, es kommt nicht auf unsere Bedeutung an. Daß ein Leben ein wirkliches Leben gewesen ist, es ist schwer zu sagen, worauf es ankommt. Ich nenne es Wirklichkeit, doch was heißt das! Sie können auch sagen: daß einer mit sich selbst identisch wird. Andernfalls ist er nie gewesen! Sehn Sie, Herr Doktor, das meine ich: ein Gewesen-Sein, und wenn's noch so miserabel war, ja, am Ende kann es sogar eine bloße Schuld sein, das ist bitter, wenn sich unser Leben einzig und allein in einer Schuld abgelagert hat, in einem Mord zum Beispiel, das kommt vor, und es brauchen keine Aasgeier darüber zu kreisen, Sie haben recht, Herr Doktor, das alles sind ja nur Umschreibungen. Sie verstehn mich? Ich rede sehr unklar, wenn ich nicht zur Entspannung einfach drauflos lüge; Ablagerung ist auch nur ein Wort, ich weiß, und vielleicht reden wir überhaupt nur von Dingen, die wir vermissen, nicht begreifen. Gott ist eine Ablagerung! Er ist die Summe wirklichen Lebens, oder wenigstens scheint es mir manchmal so.

65

Ist das Wort eine Ablagerung? Vielleicht ist das Leben, das wirkliche, einfach stumm – und hinterläßt auch keine Bilder, Herr Doktor, überhaupt nichts Totes! ...«

HEIMITO VON DODERER
Lebensfreude

Die eigene Person kann auf die Dauer unmöglich als Eiscrèmebecher behandelt werden, aus welchem man möglichst viel sogenannte Lebensfreude herauslöffelt, sei's auch in sublimerer Art. Denn erstens widersteht einem endlich die Eiscrème, und zweitens hat man sich bei dem Vorgang schon ganz erheblich ausgehöhlt, weil da immer noch ein und noch ein Löffelchen genommen wurde.

INA SEIDEL
Lebe intensiv!

Das eigene Selbst reich, flüssig, fruchtbar erhalten! Leben – intensiv, nicht extensiv! Nicht auf die Fülle äußerer Ereignisse kommt es an, nicht auf die Zahl der Menschen, die unseren Weg kreuzen – sondern darauf, die Empfänglichkeit für zarteste Schwingungen frei zu halten vom Morgen bis zum Abend – diesen Schwingungen frei zu halten den Weg in jene Region, wo sie das Geheimnis ihrer Botschaft verraten dürfen. Alles trägt Botschaft.

STEFAN ANDRES
Ziel und Sehnsucht

Ein Mann ging frühmorgens in der Wüste mit seinem Schatten auf Wanderschaft; er wollte nichts, als einmal senkrecht unter der Sonne zu sitzen, das war sein Ziel. Er sah nichts als seinen langen, schönen Schatten, dessen Ende er schier nicht absehen konnte. Ach, er ist jetzt schon dort, er ist mit seinem Kopf schon da, wo ich einmal hinkomme, dachte er sehnsüchtig am frühen Morgen. Gegen Mittag wurde der Schatten kleiner, er kam ganz nahe an ihn heran, wurde schließlich sogar kleiner als er selber, und als der Mann sich müde hinsetzte, war der schöne Schatten ganz fort, er saß mitten darauf. Der Mann wurde so traurig, daß er weinte. Er erhob sich und ging weiter in den Nachmittag und dachte immerfort: Wo ist jetzt mein schöner Schatten? Da lachte es ihm im Rücken, und er sah seinen Schatten wieder, der streckte sich endlos hinter ihm. »Ach, mein glücklicher Schatten«, rief der Pilger nun weinerlich, »jetzt darfst du noch an der Stätte verweilen, wo ich heute mittag war, wo die Sonne senkrecht über mir stand, so groß bist du!« Da lachte der Schatten wieder und verging; denn die Sonne war hinter den Berg gefallen. Da klagte der Pilger die Sonne an, weil sie ihm seine Sehnsucht geraubt habe; denn die Sonne ist die Wirklichkeit und liebt keinen Schatten. Die Sehnsucht gehört zum Menschen, sie stärkt ihn auf dem Weg, und es gehört auch zum Menschen, daß die Erfüllung ihn traurig macht. Über der Sehnsucht aber und der Erfüllung das Ziel zu vergessen, jenen schattenlosen Ort, wo er der Sonne am nächsten ist, das zeigt den Toren, der immer in Sehnsucht und Erinnerung schwelgt, weil er nicht weiß und nicht wissen will, daß jedes Ziel nur Anfang ist eines neuen Weges.

Vorzüglich verdient hier noch das, was ich *Retardation der Lebenskonsumtion* nenne, als in meinen Augen das wichtigste Verlängerungsmittel des Lebens, einige Betrachtung. Wenn wir uns eine gewisse Summe von Lebenskräften und Organen, die gleichsam unsern Lebensfonds ausmachen, denken, und das Leben in der Konsumtion derselben besteht, so kann durch eine stärkere Anstrengung der Organe und die damit verbundene schnellere Aufreibung jener Fonds natürlich schneller, durch einen mäßigern Gebrauch hingegen langsamer aufgezehrt werden. Derjenige, der in einem Tage noch einmal soviel Lebenskraft verzehrt als ein andrer, wird auch in halb soviel Zeit mit seinem Vorrat von Lebenskraft fertig sein, und Organe, die man noch einmal so stark braucht, werden auch noch einmal so bald abgenutzt und unbrauchbar sein. Die Energie des Lebens wird also mit seiner Dauer im umgekehrten Verhältnis stehen, oder je mehr ein Wesen intensiv lebt, desto mehr wird sein Leben an Extension verlieren. – Der Ausdruck, *geschwind leben*, der jetzt so wie die Sache gewöhnlich worden ist, ist also vollkommen richtig. Man kann allerdings den Prozeß der Lebenskonsumtion, sie mag nun im Handeln oder Genießen bestehen, geschwinder oder langsamer machen, also geschwind und langsam leben. Ich werde in der Folge das eine durch das Wort *intensives* Leben, das andre durch *extensives* bezeichnen. Diese Wahrheit bestätigt sich nicht bloß bei dem Menschen, sondern durch die ganze Natur. Je weniger intensiv das Leben eines Wesens ist, desto länger dauert es. Man vermehre durch Wärme, Düngung, künstliche Mittel das intensive Leben einer Pflanze, sie wird schneller, vollkommener sich entwickeln, aber auch sehr bald vergehen. – Selbst ein Geschöpf, was von Natur einen großen

Reichtum von Lebenskraft besitzt, wird, wenn sein Leben sehr intensiv wirksam ist, von kürzerer Dauer sein, als eins, das an sich viel ärmer an Lebenskraft ist, aber von Natur ein weniger intensives Leben hat. So ist's z. B. gewiß, daß die höhern Klassen der Tiere ungleich mehr Reichtum und Vollkommenheit der Lebenskraft besitzen, als die Pflanzen, und dennoch lebt ein Baum wohl hundertmal länger, als das lebensvolle Pferd, weil das Leben des Baumes intensiv schwächer ist. – Auf diese Weise können sogar schwächende Umstände, wenn sie nur die intensive Wirksamkeit des Lebens mindern, Mittel zur Verlängerung desselben werden, hingegen lebensstärkende und erweckende Einflüsse, wenn sie die innere Regsamkeit zu sehr vermehren, der Dauer desselben schaden, und man sieht schon hieraus, wie eine sehr starke Gesundheit ein Hinderungsmittel der Dauer, und eine gewisse Art von Schwächlichkeit das beste Beförderungsmittel des langen Lebens werden kann, und daß die Diät und die Mittel zur Verlängerung des Lebens nicht ganz die nämlichen sein können, die man unter dem Namen *stärkende* versteht. – Die Natur selbst gibt uns hierin die beste Anleitung, indem sie mit der Existenz jedes vollkommeneren Geschöpfs eine gewisse Veranstaltung verwebt hat, die den Strom seiner Lebenskonsumtion aufzuhalten und dadurch die zu schnelle Aufreibung zu verhüten vermag. Ich meine den Schlaf, ein Zustand, der sich bei allen Geschöpfen vollkommener Art findet; eine äußerst weise Veranstaltung, deren Hauptbestimmung, Regulierung und Retardation der Lebenskonsumtion, genug das ist, was der Pendel dem Uhrwerk. – Die Zeit des Schlafs ist nichts als eine Pause des intensiven Lebens, ein scheinbarer Verlust desselben, aber eben in dieser Pause, in dieser Unterbrechung seiner Wirksamkeit, liegt das größte Mittel zur Verlängerung desselben. Eine zwölf- bis sechzehnstündige ununterbrochene Dauer des intensiven Lebens bei Menschen, bringt schon einen so reißenden Strom von Konsumtion hervor, daß sich ein schneller Puls, eine Art von allgemeinem Fieber (das sogenannte tägliche Abendfieber) einstellt. Jetzt kommt der Schlaf zu Hilfe, versetzt ihn in einen mehr passiven Zustand, und nach einer solchen sieben- bis achtstündigen Pause ist der verzehrende Strom der Lebenskonsumtion so gut unterbrochen, das Verlorne so schön wieder ersetzt, daß nun Pulsschlag und alle Bewegungen wieder langsam und regelmäßig geschehen und alles wieder den ruhigen Gang geht. – Daher vermag nichts so schnell uns aufzureiben und zu zerstören, als lange dauernde Schlaflosigkeit. – Selbst die Nestors des Pflanzenreichs, die Bäume, würden ohne den jährlichen Winterschlaf ihr Leben nicht so hoch bringen.

NOAH BEN SHEA
Ein Mann mit einer Laterne

Ein alter verbitterter Mann legte Jakob eine Klage vor.

»Mein ganzes Leben habe ich nach dem Sinn unseres Daseins gesucht«, sagte er.

»Der Sinn liegt in der Suche«, sagte Jakob und tat die Verzweiflung des Mannes mit einer wegwerfenden Handbewegung ab.

»Dann werde ich den Sinn nie finden?«

»Nein«, sagte Jakob, »du wirst nie aufhören zu suchen.«

Jakob hielt einen Moment inne, unsicher, ob er vielleicht zu barsch gewesen sei.

»Mein Freund«, hob Jakob wieder an, »wisse, daß du ein Mann mit einer Laterne bist, der sich auf die Suche nach dem Licht begibt.«

JOHANN WOLFGANG GOETHE
Eines Menschen Leben

Eines Menschen Leben, was ists? Doch Tausende können
Reden über den Mann, was er und wie ers getan.
Weniger ist ein Gedicht; doch können es Tausend
genießen,
Tausende tadeln. Mein Freund, lebe nur, dichte nur fort!

BRIGITTE KRONAUER
Ein Mensch, der wohltut

Und natürlich, Fritz, ein anderer Mensch, mit zehn, mit
zwanzig, mit dreißig Jahren, ist nie zufrieden, würzt sich das
Schmalzbrot mit allen Schikanen und schwärmt beim Essen
der Schnitte von einer zukünftigen, die er sich einmal bereiten wird in der richtigen Stimmung, wenn er seine Prüfun-
gen hinter sich hat, mal Abitur, mal Staatsexamen, wenn
er wirklich frei und sorglos ist. Sitzt an allen erdenklichen
Stränden und träumt vor sich hin, von einer ähnlichen Land-
schaft, nur vielleicht Ananas an den Bäumen, nur vielleicht
endlich ein Boot dazu. Lebt schließlich mit allem Zubehör,
mit Frau und Kind, Beruf und Haus, und redet noch immer
von Expeditionen, fährt im Auto durch herbstliche Wälder
und spricht von Gefahren in Kanada, von Blockhaus und
Bären, sitzt mit Schnaps vor Fernsehfilmen im freundlichen
Zimmer, schließt die Augen, hofft auf den Nordpol und auf
den Urwald, sieht in den strahlenden Winterhimmel und
ruft: »Hach, man müßte, man könnte, man sollte, ach, eines
Tages, nach dieser Arbeit, nach dieser Anspannung: Freiheit, Leidenschaft, Glück, Gefahr.« Er ist unerschrocken in
seiner Hoffnung, noch mit vierzig entflammt für Ziele, ganz
prinzipiell. Ein Mensch, der wohltut.

ERIKA PLUHAR
Das Leben siegt

Das Leben siegt
auch wenn der Mensch
es nicht mehr achten will
sich zum Kadaver degradiert
sein Leben lebend schon verliert

Das Leben siegt
auch wenn der Mensch
die Welt verdirbt und schlägt
ihr schönes Angesicht verletzt
und langsam ihren Leib zerfetzt

Das Leben siegt
auch wenn die Welt
die uns beherbergt, stirbt
wenn Berge, Wüsten, Laub und Flüsse
Tier und Mensch und alle Sehnsucht
sich in Himmeln aufgelöst

Das Leben siegt
und nur, die das auch ahnen
sind nicht tot
kämpfen für Leben, das uns wirklich meint
wenn dieser Kampf
auch sinnlos scheint

Das Leben siegt

JOACHIM RINGELNATZ
... als eine Reihe von guten Tagen

Wir wollen uns wieder mal zanken,
Auf etwas hacken wie Raben,
Daß unsre zufriednen Gedanken
Eine Ablenkung haben.

Wir wollen irgendein harmloses Wort
Entstellen,
Dann uns verleumden und zum Tort
Etwas tun; das schlägt dann Wellen.

Wir wollen dritte aufzuhetzen
Versuchen,
Dann unsere Freundschaft verfluchen,
Einmal sogar ein Messer wetzen,
Dann aber uns – in Blickweite –
Auseinander zusammensetzen,
Um superior jedem weiteren Streite
Auszuweichen;
Mit dem Schwur beiseite:
Uns nimmermehr zu vergleichen.

Dann wollen wir, jeder mit Ungeduld,
Ein paar Nächte schlecht träumen,
Dann heimlich eine gewisse Schuld
Dem anderen einräumen,
Dann lächeln, dann seufzen, dann stöhnen,

Dann plötzlich uns gründlich bezechen,
Dann von dem vergänglichen, wunderschönen
Leben sprechen.

Und dann uns wieder einmal versöhnen.

Am eigenen Zopf

GOTTFRIED AUGUST BÜRGER
Münchhausen im Sumpf

So leicht und fertig ich im Springen war, so war es auch mein Pferd. Weder Graben noch Zäune hielten mich jemals ab, überall den geradesten Weg zu reiten. Einst setzte ich darauf hinter einem Hasen her, der querfeldein über die Heerstraße lief. Eine Kutsche mit zwei schönen Damen fuhr diesen Weg gerade zwischen mir und dem Hasen vorbei. Mein Gaul setzte so schnell und ohne Anstoß mitten durch die Kutsche hindurch, wovon die Fenster aufgezogen waren, daß ich kaum Zeit hatte, meinen Hut abzuziehen und die Damen wegen dieser Freiheit untertänigst um Verzeihung zu bitten.

Ein andres Mal wollte ich über einen Morast setzen, der mir anfänglich nicht so breit vorkam, als ich ihn fand, da ich mitten im Sprunge war. Schwebend in der Luft wendete ich daher wieder um, wo ich hergekommen war, um einen größern Anlauf zu nehmen. Gleichwohl sprang ich auch zum zweiten Male noch zu kurz und fiel nicht weit vom andern Ufer bis an den Hals in den Morast. Hier hätte ich unfehlbar umkommen müssen, wenn nicht die Stärke meines eigenen Armes mich an meinem eigenen Haarzopfe, samt dem Pferde, welches ich fest zwischen meine Knie schloß, wieder herausgezogen hätte.

Ein Maler namens Albert konnte in seinen jungen Jahren mit den Bildern, die er malte, den Erfolg und die Wirkung nicht erreichen, nach denen er begehrte. Er zog sich zurück und beschloß, sich selbst genug zu sein. Das versuchte er Jahre lang. Aber es zeigte sich mehr und mehr, daß er sich nicht selbst genug war. Er saß und malte an einem Heldenbild und während dem Malen fiel ihm je und je wieder der Gedanke ein: »Ist es eigentlich nötig, das zu tun, was du tust? Müssen eigentlich diese Bilder wirklich gemalt sein? Wäre es nicht für dich und für jedermann ebenso gut, wenn du bloß spazieren gehen oder Wein trinken würdest? Tust du eigentlich für dich selbst etwas anderes mit deinem Malen, als daß du dich ein wenig betäubst, ein wenig vergißt, dir die Zeit ein wenig vertreibst?«

Diese Gedanken waren der Arbeit nicht förderlich. Mit der Zeit hörte Alberts Malerei fast ganz auf. Er ging spazieren, er trank Wein, er las Bücher, er machte Reisen. Aber zufrieden war er auch bei diesen Dingen nicht.

Oft mußte er darüber nachdenken, mit welchen Wünschen und Hoffnungen er einmal die Malerei begonnen hatte. Er erinnerte sich: sein Gefühl und Wunsch war gewesen, daß zwischen ihm und der Welt eine schöne, starke Beziehung und Strömung entstehe, daß zwischen ihm und der Welt etwas Starkes und Inniges beständig schwinge und leise musiziere. Mit seinen Helden und heroischen Landschaften hatte er sein Inneres ausdrücken und befriedigen wollen, damit es ihm von außen her, im Urteil und Dank der Betrachter seiner Bilder, wieder lebendig und dankbar entgegenkomme und strahle.

Ja, das hatte er also nicht gefunden. Das war ein Traum gewesen und auch der Traum war so allmählich schwach und dünn geworden. Jetzt, wo Albert durch die Welt schweifte, oder an entlegenen Orten einsam hauste, auf Schiffen fuhr oder über Gebirgspässe wanderte, jetzt kam der Traum häufiger und häufiger wieder, anders als früher, aber ebenso schön, ebenso mächtig lockend, ebenso begehrend und strahlend in junger Wunschkraft.

O, wie sehnte er sich oft danach – Schwingung zu fühlen zwischen sich und allen Dingen der Welt! Zu fühlen, daß sein Atem und der Atem der Winde und Meere derselbe sei, daß Brüderschaft und Verwandschaft, daß Liebe und Nähe, daß Klang und Harmonie zwischen ihm und allem sei!

Er begehrte nicht mehr Bilder zu malen, in denen er selbst und seine Sehnsucht dargestellt wären, welche ihm Verständnis und Liebe bringen, ihn erklären, rechtfertigen und rühmen sollten. [. . .] Er begehrte nur nach dem Fühlen jener Schwingungen, jenes Kraftstromes, jener heimlichen Innigkeit, in der er selbst zu nichts werden und untergehen, sterben und wiedergeboren werden würde. Schon der neue Traum davon, schon die neue, erstarkte Sehnsucht danach machte das Leben erträglich, brachte etwas wie Sinn hinein, verklärte, erlöste.

Die Freunde Alberts, soweit er noch welche hatte, begriffen diese Phantasien nicht gut. Sie sahen bloß, daß dieser Mensch mehr und mehr in sich hinein lebte, daß er stiller und sonderbarer sprach und lächelte, daß er so viel fort war, und daß er keinen Teil an dem hatte, was anderen Leuten lieb und wichtig ist, nicht an Politik noch Handel, nicht an Schützenfest und Ball, nicht an klugen Gesprächen über die Kunst, und an nichts von dem, woran sie eine Freude fanden. Er war ein Sonderling und halber Narr geworden. Er lief durch eine graue kühle Winterluft und atmete hingegeben die Farben und Gerüche dieser Lüfte, er lief einem kleinen Kinde nach, das Lala vor sich hin sang, er starrte stundenlang in ein grünes Wasser, auf ein Blumenbeet, oder er versank, wie ein Leser in sein Buch, in die Linien, die er in einem durchschnittenen Stückchen Holz, in einer Wurzel oder Rübe fand.

Es kümmerte sich niemand mehr um ihn. Er lebte damals in einer kleinen ausländischen Stadt, und dort ging er eines Morgens durch eine Allee, und sah von da zwischen Stämmen auf einen kleinen trägen Fluß, auf ein steiles, gelbes, lehmiges Ufer, wo über Erdrutschen und mineralischer Kahlheit Gebüsch und Dorngekräut sich staubig verzweigten. Da klang etwas in ihm auf, er blieb stehen, er fühlte in seiner Seele ein altes Lied aus sagenhaften Zeiten wieder angestimmt. Lehmgelb und staubiges Grün, oder träger Fluß und jähe Ufersteile, irgendein Verhältnis der Farben oder Linien, irgendein Klang, eine Besonderheit in dem zufälligen Bilde war schön, war unglaublich schön, rührend und erschütternd, sprach zu ihm, war ihm verwandt. Und er fühlte Schwingung und innigste Beziehung zwischen Wald und Fluß, zwischen Fluß und ihm selbst, zwischen Himmel, Erde und Gewächs, alles schien einzig und allein da zu sein, um in dieser Stunde so vereinigt in seinem Auge und Herzen sich zu spiegeln, sich zu treffen und zu begrüßen. Sein Herz war der Ort, wo Fluß und Kraut, Baum und Luft zueinander kommen, einswerden, sich aneinander steigern und Liebesfeste feiern konnten.

Als dieses herrliche Erlebnis sich wenigemal wiederholt hatte, umgab den Maler ein herrliches Glücksgefühl, dicht und voll wie ein Abendgold oder ein Gartenduft. Er kostete es, es war süß und schwer, aber er konnte es nicht lange dabei aushalten, es war zu reich, es wurde in ihm zu Fülle und Spannung, zu Erregung und beinahe zu Angst und Wut. Es war stärker als er, es nahm ihn hin, riß ihn weg, er fürchtete, darin unterzusinken. Und das wollte er nicht. Er wollte leben, eine Ewigkeit leben! Nie, nie hatte er so innig zu leben gewünscht wie jetzt!

Wie nach einem Rausche fand er sich eines Tages still und allein in einer Kammer. Er hatte einen Kasten mit Farbe vor sich stehen und ein Stückchen Karton ausgespannt – nach Jahren saß er nun wieder und malte.

Und dabei blieb es. Der Gedanke »Warum tue ich das?« kam nicht wieder. Er malte. Er tat nichts mehr als sehen und malen. Entweder ging er draußen an die Bilder der Welt verloren oder er saß in seiner Kammer und ließ die Fülle wieder abströmen. Bild um Bild dichtete er auf seine kleinen Kartons, einen Regenhimmel mit Weiden, eine Gartenmauer, eine Bank im Walde, eine Landstraße, auch Menschen und Tiere, und Dinge, die er nie gesehen hatte, vielleicht Helden oder Engel, die aber waren und lebten wie Mauer und Wald.

CHARLES BAUDELAIRE
Aufschwung

Über den Weihern und über den Talen,
Den Bergen, den Wäldern, den Wolken, der Flut,
Jenseits des Äthers, der Sonne in Glut,
Jenseits der Sphären, wo Sterne erstrahlen

Bewegst du mein Geist dich in Leichtigkeit
Und, wie einer träumt auf dem Rücken der Wogen,
Kommst froh durch unermeßbare Tiefen gezogen
In unsagbarer Lust du und Männlichkeit.

O fliehe nur ferne der fauligen Schäume
Und wasche in oberen Lüften dich blank
Und trinke wie reinen und göttlichen Trank
Das lichthelle Feuer der leuchtenden Räume!

Glücklich wer hinter Verdrusse und Leid,
Die schwer auf das Dunstmeer des Daseins sich schmiegen,
Mit kräftigem Flügel kann steigen und fliegen
Zu den Gärten des Lichts und der Heiterkeit –

Der, dem Gedanken sich schwerelos schwingen
Frei wie die Lerchen ins Morgenlicht
– Der hoch überm Leben versteht, was spricht
Aus der Blumen Kelch und den schweigenden Dingen!

ROR WOLF
Schurke

Wobser sagt, daß ein kranker Mensch ein Schurke sei. Wer
an Krankheiten leidet, kann sich schnell heilen, wenn er folgende Ratschläge gewissenhaft befolgt: vor allem darf er
sich nicht mehr mit Sorgen quälen. Menschen, die sich mit
Sorgen quälen, ziehen fortwährend die Gedanken anderer
Menschen, die sich mit Sorgen quälen, an, bis ihr Geist derart mit Sorgen belastet ist, daß er nicht einmal Zeit für die
Reparaturen des Körpers findet. Wenn der Mensch fest be-
schlossen hat, den Einfluß, der ihn veranlaßt hat, sich mit
Sorgen zu quälen, abzuwerfen, dann muß er zunächst alle
seine Gedanken auf seine Wiederherstellung richten, indem
er sich mit gesunden, hoffnungsvollen Gedanken füllt. Es ist
nicht möglich, die ungesunden Gedanken auszurotten und
an ihrer Stelle einen gedankenlosen Raum zu lassen, die Natur gestattet das nicht; er muß seinen Kopf mit guten, gesunden Gedanken stopfen, dann bleibt kein Platz mehr für
kranke Gedanken, die ihn somit auch nicht quälen können;
er sollte an die Gesundheit denken, dann wird er gesund
sein. Außerdem sollte er seinem Blut gebieten, unbehindert
durch die Adern zu fließen und allen Abfall, der die gesun-

den Zellen vergiftet, fortzuschwemmen; er sollte allen Organen des Körpers befehlen, ihre Funktionen gut zu erfüllen,
dann wird sich das andere finden. Wobser sagt, daß ein
kranker Mensch ein Schurke sei. Das ist möglich, aber es
muß nicht so bleiben.

ARNO PLACK
Vom Warten

»Diese dumme Warterei!« Die alltägliche Klage ist mehr als
nur ein Stoßseufzer der Ungeduld. Sie drückt auch Unmut
darüber aus, daß »kostbare Zeit« nicht für Dinge und Menschen, die umgekehrt auf uns warten, genutzt werden kann.
Wer warten muß, läßt immer zugleich auf sich selber warten.
Das ist es, was ihn rasend macht. Unsere schlimmste Wut
kommt vom Bodensatz unserer Tugenden.

Der Mensch unserer Kultur wird dazu angehalten, die
Zeit zu nutzen, voranzukommen, schneller zu sein als andere, seine Chancen wahrzunehmen, sich keine Ruhe zu gön-
nen. Beständig steht er unter dem Diktat der Uhr, kämpft
mit der Zeit, gegen die Zeit. Aber immer wieder auch macht
er, der doch das Allerwichtigste kaum erledigt, die Erfahrung des Warten-Müssens. Er, der pausenlos jagt, hinter
etwas herjagt, muß sich zur Ruhe zwingen: im Wartezimmer, vor roten Ampeln, an Haltestellen, vor Kassen und
Schaltern. Weil er voll in Schwung ist, eben darum fällt ihm
das Warten so schwer. Wer noch ganz außer Atem sich ans
Ende einer Schlange wartender Menschen stellt, strahlt eine
Unrast aus, die der unmittelbar vor ihm Stehende körperlich
verspürt. Dieser wartet jetzt darauf, daß sein Hintermann
aufhört, ungeduldig zu warten.

Wäre unser Leben beschaulicher, dann wäre das Warten
gar kein Problem. Dann wüßten wir, daß nicht alles, was
wir wollen, von unserer Aktivität abhängig ist, Frucht unse-

rer Tüchtigkeit ist. Wir verstünden uns besser darauf, den rechten Zeitpunkt abzuwarten, »die Zeit«, was immer das ist, für uns arbeiten zu lassen. Das sichere Gefühl, daß etwas für uns geschieht, ohne daß wir eine Hand rühren, ist die Grundlage der Befähigung zu warten. Die Unfähigkeit zu warten, ist letztlich ein Symptom unserer Entfremdung von der Natur. Der Bauer, der Gärtner, der weiß, was es heißt, etwas wachsen und reifen zu lassen, übt das Warten geradezu von Berufs wegen. Nicht anders auch der Künstler, der sich – vielleicht mühsam – dazu erzogen hat, Natur in sich selber zu kultivieren, die Natur der spontan in ihm aufsteigenden Bilder, Töne oder Wortfolgen, die sich nicht hervorpressen lassen. Die Qualität eines Kunstwerks, auch die einer ursprünglichen wissenschaftlichen Arbeit, hängt – von einem gewissen Niveau des Erlernbaren an – von der Geduld ab, die einer mit sich selber hat. Dazu gehört die Einsicht, daß man kein kleiner Gott ist, der jederzeit alles aus sich hervorzaubern könnte.

Doch solche Einsichten sind wertlos, wenn sie nur mit dem Intellekt vollzogen werden, wenn nicht der ganze Körper mit allen seinen Sinnen sie gewinnt. Ein Mensch, der gewohnt ist, alles wie auf Knopfdruck vorgesetzt zu bekommen, vom Archivmaterial über die Tagesschau bis zum zweiten Abendessen, der kann auch nicht die Kunst des Wartens beherrschen, wenn es von ihm verlangt wird. Es wäre daher für unser Denken von Vorteil, hin und wieder selbst ein Essen zu bereiten oder Wäsche zu waschen und zum Trocknen aufzuhängen. Reis, der kocht und noch ziehen muß, braucht »seine Zeit«, um für uns genießbar zu werden. Wäsche, die trocknet, gibt uns auch die Erfahrung, daß etwas vorangeht, woran wir nicht zu schieben brauchen. Alltägliche Vorgänge, wie absurd sie uns immer erscheinen, schärfen unser Gefühl für Zeit. Das kommt uns bei dem, was über den Tag hinausweist, zugute.

Ich habe oben gesagt, man könne die Vorstellungskraft be-
zwingen und lenken, wie man ein wildes Pferd zähmt und
abrichtet oder einen Wildbach kanalisiert. Dazu ist nur
zweierlei nötig: erstens muß man wissen (und das wissen die
wenigsten), daß so etwas möglich ist, zweitens muß man das
Mittel kennen, mit dem man es zuwege bringt. Und dieses
Mittel ist ganz einfach. Ohne es zu wollen, im Dunkel des
Unbewußten, wenden wir es seit unserem ersten Lebenstage
tagtäglich an; durch falsche Anwendung gereicht es uns leider oft zum größten Schaden. Dieses Mittel ist die Autosuggestion.

Während man nun gewöhnlich unbewußte Autosuggestion übt, braucht man nur einfach *bewußte* Autosuggestion zu treiben. Dabei verfährt man in folgender Weise:
Zunächst erwägt man sorgfältig, ob irgendeine Sache Gegenstand der vorzunehmenden Autosuggestion werden soll
oder nicht; je nachdem diese vernunftgemäße Überlegung
ausfällt, wiederholt man bei sich mehrere Male, ohne an anderes zu denken: »Dies oder jenes wird eintreten oder geschehen; das und das wird sein oder wird nicht sein« usw.
Hat das Unbewußte eine solche Suggestion angenommen,
das heißt in eine Autosuggestion umgewandelt, so wird sich
das suggestiv Vorgestellte Punkt für Punkt verwirklichen. In
dieser Auslegung fällt die *Autosuggestion* einfach mit dem
zusammen, was ich unter Hypnotismus verstehe; ich defi-
niere diesen mit den schlichten Worten: *Einwirkung der
Vorstellungskraft auf das Seelische und auf das Körperliche
im Menschen.*

Diese unbestreitbare Wirkung der Vorstellungskraft will
ich noch durch einige weitere Beispiele veranschaulichen.

Wenn man sich einredet, man könne eine – an sich *mög-*

liche – Sache tun, so bringt man sie auch zustande, wie schwierig sie auch sei. Wenn man sich dagegen *einbildet*, irgendeine höchst einfache Sache nicht zu können, wird sie einem wirklich unmöglich, und Maulwurfshügel erscheinen als unübersteigbare Hochgebirge.

Das sehen wir bei Neurasthenikern; wenn sie sich nicht die geringste Anstrengung zutrauen, dann können sie oft keine zehn Schritte gehen, ohne sich todmüde zu fühlen. Und wenn sich solche Neurastheniker nun bemühen, aus ihrer Niedergeschlagenheit herauszukommen, versinken sie noch tiefer in ihren traurigen Zustand, wie Ertrinkende gerade durch ihre verzweifelten Rettungsversuche sich immer ärger in Schlamm und umstrickende Wasserpflanzen hineinarbeiten.

Eine ähnliche Erfahrung kann man bei jeder Schmerzempfindung machen: man braucht nur zu denken, sie gehe vorüber, und wirklich schwindet der Schmerz allmählich; anderseits genügt die bloße Vorstellung eines Leidens, um es im Handumdrehen tatsächlich herbeizuführen.

Ich kenne Leute, die voraussagen, sie würden an dem und dem Tage unter ganz bestimmten Umständen Kopfweh bekommen; und ihre Prophezeiung trifft ein: an jenem Tage, unter den vorausgesagten Umständen, fühlen sie Kopfweh. Aber sie selber haben sich dieses Leiden bereitet, genau so wie andere Schmerz und Weh durch *bewußte Autosuggestion* zu heilen vermögen.

Ich weiß wohl, in den Augen der Leute ist man gleich ein ausgemachter Narr, wenn man Gedanken zu äußern wagt, die dem hergebrachten Schlendrian zuwiderlaufen. Aber auf die Gefahr hin, verrückt zu erscheinen, behaupte ich: zahlreiche Menschen sind nur darum seelisch oder körperlich krank, weil sie sich *vorstellen*, seelisch oder körperlich krank zu sein; manche Personen sind unfähig, sich zu bewegen, ohne daß irgendeine körperliche Lähmungsursache bei ihnen nachweisbar wäre, nur weil sie sich *vorstellen*, gelähmt zu sein. Gerade bei solchen Kranken erlebt man die schnellsten, überraschendsten Heilerfolge.

Andere wieder sind glücklich oder unglücklich, weil sie sich eben *vorstellen*, glücklich oder unglücklich zu sein; denn von zwei beliebigen Menschen vermag unter sonst völlig gleichen Verhältnissen der eine sich *wunschlos glücklich*, der andere *todunglücklich* zu fühlen.

Neurasthenie, Stottern, Angstzustände, Kleptomanie, gewisse Fälle von Lähmung usw. sind nichts anderes als durch das *Unbewußte* bewirkte Erscheinungen seelischer oder körperlicher Natur.

Wenn aber das *Unbewußte* uns auch zur Quelle vieler Leiden wird, so kann es anderseits die Heilung körperlicher oder seelischer Leiden bewirken. Es vermag nicht nur das von ihm selber angerichtete Unheil wiedergutzumachen, sondern auch wirkliche Erkrankungen zu heilen; so weit reicht seine Macht über unseren Organismus.

Man ziehe sich in ein Zimmer zurück, in dem man vor Störung sicher ist, setze sich in einen Lehnstuhl, schließe die Augen, um durch nichts abgelenkt zu werden, und denke dann eine kleine Weile nur: »Dies oder das schwindet, dies oder jenes tritt in Erscheinung.«

Wenn es dabei nun wirklich zu einer Autosuggestion kommt, das heißt, wenn das Unbewußte die dargebotene Vorstellung sich zu eigen gemacht hat, so wird sich das Gedachte in der erstaunlichsten Art und Weise verwirklichen. (Es ist eine wesentliche Eigenschaft der auf dem Wege der Autosuggestion beigebrachten Gedanken, daß *sie jenseits unseres Bewußtseins* in uns leben und daß sie uns dieses ihr Dasein eben nur durch die Wirkungen kundgeben, die sie hervorbringen.) Eine Vorschrift aber ist von ungeheurer, entscheidender Bedeutung: die *Ausübung der Autosuggestion muß ohne jede Einmischung des Willens* erfolgen.

Denn wenn der Wille mit der Vorstellung in Widerstreit gerät, wenn man etwa denkt: »*Ich will*, daß dieses oder jenes eintrete«, so braucht nur die Vorstellungskraft einzuwenden: »Du willst es wohl, aber es wird doch nicht geschehen«, und man wird nicht nur das Erstrebte nicht erlangen, sondern es tritt sein genaues Gegenteil ein. [...]

Aus dem Gesagten könnte man schließen, daß eigentlich kein Mensch krank sein dürfte. Diese Folgerung ist ganz richtig. *Fast ausnahmslos* kann jede Krankheit unter der Einwirkung der Autosuggestion zum Schwinden gebracht werden; diese Behauptung klingt freilich sehr kühn und wenig glaubwürdig. Aber ich sage auch nicht: jede Krankheit *schwindet in jedem Falle*, sondern nur: sie kann schwinden. Das ist ein Unterschied.

Doch damit die Menschen dahin gelangen, bewußte Autosuggestion anzuwenden, muß man sie darin unterweisen, wie man sie z. B. lesen und schreiben lehrt oder sie in der Musik unterrichtet.

Die *Autosuggestion* ist also, wie gesagt, eine Naturkraft, die uns angeboren ist; unser Leben lang spielen wir mit ihr, ohne es zu wissen, wie ein Säugling mit seinem Spielzeug. Aber es ist ein gefährliches Spielzeug, das bei unvorsichtiger, unbewußter Handhabung verwunden und sogar töten kann. Hingegen kann es bei *bewußtem* Gebrauche ein Rettungswerkzeug werden. Man kann darauf anwenden, was Äsop von der Sprache gesagt hat: »Sie ist das wunderbarste, aber zugleich auch das schlimmste Ding der Welt.«

Im folgenden will ich zeigen, wie jedermann die wohltätige Wirkung bewußt angewandter Autosuggestion an sich erfahren kann. [...]

Jeden Morgen beim Erwachen und jeden Abend nach dem Schlafengehen spreche man, ohne die Aufmerksamkeit absichtlich auf seine Worte zu heften, mit den Lippen und laut genug, um es selber zu hören, und an den zwanzig Knoten einer Schnur abzählend, zwanzigmal den Satz: »Es geht mir mit jedem Tag in jeder Hinsicht immer besser und besser.« Da die Worte »in jeder Hinsicht« sich auf alles beziehen, ist es überflüssig und unnötig, noch besondere Autosuggestionen anzuwenden.

Die Autosuggestion ist in möglichst einfacher, kindlicher, mechanischer Weise auszuführen, folglich ohne die geringste Anstrengung. Kurz, die Formel soll in dem für Litaneien gebräuchlichen Tonfall hergesagt werden.

Derart gelangt man dazu, sie ganz mechanisch durchs Ohr dem Unbewußten einzuprägen. Und wenn sie ihm eingeprägt ist, beginnt sie zu wirken.

Dieses Verfahren, das als Vorbeugungs- wie als Heilmittel gleich gut bewährt ist, befolge man sein ganzes Leben lang.

Allemal sodann, wenn man im Laufe des Tages oder der Nacht einen körperlichen oder seelischen Schmerz verspürt, gebe man sich selber sofort die Zusicherung, man werde nicht bewußt dazu mithelfen, sondern ihn zum Schwinden bringen. Alsdann sondre man sich möglichst ab, schließe die Augen, streiche mit der Hand über die Stirne, falls es sich um Seelisches, über die schmerzende Stelle, falls es sich um Körperliches handelt, und spreche dabei mit äußerster Schnelligkeit die Worte: »Es geht weg, weg, weg; es geht weg, weg, weg« usw., solange es nötig ist. Mit einiger Übung und Gewohnheit bringt man es fertig, den körperlichen oder seelischen Schmerz in 20 bis 25 Sekunden zu stillen. Man beginne damit von neuem, sooft sich das Bedürfnis einstellt.

Anmerkung: Die Ausübung der Autosuggestion ersetzt nicht die ärztliche Behandlung; sie ist aber eine wertvolle Hilfe sowohl für den Kranken wie für den Arzt.

LEONARDO DA VINCI
Geduld

Die Geduld verfährt gegen die Unbill nicht anders als die Kleidung gegen die Kälte: denn wahrlich, wenn du die Kleidung vermehrst, entsprechend der zunehmenden Kälte, wird dir diese Kälte nicht schaden können. Desgleichen mußt du dich gegen große Unbill mit größerer Geduld wappnen, und sie wird deinen Geist nicht schädigen können.

JOHANN WOLFGANG GOETHE
Guter Rat

Geschieht wohl, daß man einen Tag
Weder sich noch andre leiden mag,
Will nichts dir nach dem Herzen ein;
Sollts in der Kunst wohl anders sein?
Drum hetze dich nicht zur schlimmen Zeit,
Denn Füll und Kraft sind nimmer weit:
Hast in der bösen Stund geruht,
Ist dir die gute doppelt gut.

Endlich mal Zeit

PETER BICHSEL
Die Zeit

Der Lebenslängliche, befragt, wie er das aushalte oder mache all diese Jahre im Gefängnis, antwortet: »Weißt du, ich sage mir immer, diese Zeit, die ich hier verbringe, müßte ich draußen auch verbringen.«

ROBERT WALSER
Denke dran

Denke dran, wie du dich freutest über das süße, junge Grün im Frühjahr, wie du über den silberweißen und himmelblauen See entzückt warst, wie du die Berge grüßtest, wie du alles so schön fandest, was dir begegnete und dem du begegnetest, wie eine herrliche ungestörte weite Freiheit dich umschlang und wie du glücklich warst in der Umarmung, wie du heiter in den Tag hineinlebtest, den schönen, lieben, hellen Tag genossest, wie in den warmen Nächten dich der Mond wie ein Bruder anschaute, auf den du alles Vertrauen und allen Glauben warfest, wie die vielen Stunden so unmerklich dahinglitten, wie die Lustboote auf dem Wasser schaukelten, als sei das Wasser verliebt ins Tragen und empfinde eine unsägliche Wonne am Heben und am Stillsein dabei; wie der alte treue Berg sich so still verhielt und wie die weißen Wolken wie lodernde Flammen hinten aus dem Gebirge in den Himmel stiegen, wie die Leute auf der bald taghellen bald nächtlich dunklen Straße dich so freundlich grüßten, als seiest du ihr Freund, der du ihnen doch gänzlich unbekannt sein mußtest, wie die Dörfer mit ihren behag-

lichen Häusern und mit ihren üppigen, in süßer, reicher
Unordnung prangenden Gärten dalagen, als wenn sie von
uralten Zeiten träumten, wie das Gras und das Korn so gut-
mütig und so reizend reiften; wie der Hügel sich krümmte,
und wie die Niederung zart verlief, wie im Walde dich eine
unnennbare klostergleiche Ruhe und Stille empfing, als soll-
test du meinen, im Reiche der Größe und der Vergessenheit
umherzuwandeln, und wie die lieben zarten Vögel im Walde
sangen, daß du sogleich, wenn du den Gesang hörtest, still-
stehen und horchen mußtest, daß es dich betroffen machte,
wie wenn du die Stimme der Ewigkeit vernähmst; wie dich
das Kind auf dem Arm seiner Mutter rührte, wie du einen
alten Mann auf dem Totenbett sahst, und wie es dein Vater
war, der tot dalag, der zu den schweigenden Toten gegangen
war – denke dran, denke dran. Vergiß, vergiß es nicht. Vergiß nicht das Süße und vergiß nicht das Schwere. Wenn dich
eine Gleichgültigkeit und Lieblosigkeit ankommen will, so
spanne dein Gedächtnis an und denke an all das Schöne,
denke an all das Schwere. Denke, daß es ein Leben gibt,
und daß es einen Tod gibt, denke, daß es Seligkeiten gibt,
und daß es Gräber gibt. Sei nicht vergeßlich, sondern denke
dran!

HILDE DOMIN
Auf der andern Seite des Monds

Auf der andern Seite des Monds
gehen
in goldene Kleider gehüllt
deine wirklichen Tage
sie wohnen
wie sonst du
in Helle

verscheucht von hier
weggescheucht
wandeln sie dort
du weißt es sind deine.

Du aber empfängst
Morgen nach Morgen
ihre Stellvertreter:
fremder
als jedes fremde Land.
Du weißt
die deinen
wandeln in Helle
sie ziehen Tag um Tag
neben dir her
nur auf der anderen Seite des Monds.

KURT TUCHOLSKY
Was machen Menschen, wenn sie alleine sind?

Diese Frage hat Maxim Gorki einst gestellt, und er hat sie
fast tragisch beantwortet. Vor allem: er hat sie für Russen
beantwortet. Was aber tun brave Mitteleuropäer?

Zunächst ist festzustellen, daß in dem Augenblick, wo
der Mann allein ist, etwas von ihm fällt, eine dünne Haut –
eine zarte Maske ... Einer der größten deutschen Denker,
Lichtenberg, hat einmal die Beobachtung aufgezeichnet, wie
Menschen in Nebenstraßen ein anderes Gesicht aufsetzen
als in Hauptstraßen. Daran ist viel Wahres. Was also tut der
Mann, wenn er allein ist?

Ist er ohne feste Beschäftigung, so wird fast jeder Mann
um etliche Jahre jünger: er beginnt, wenn auch nicht zu
spielen, so doch seinem Spieltrieb leise nachzugehen. Es ist

viel Jungenshaftes, was sich da meldet. Ich glaube, daß kinematographierte Menschen, die allein sind und sich unbeobachtet glauben, zu dem Komischsten gehören müssen, was es gibt.

Die Tür ist also zugefallen, du bist allein. Was nun?

Die Sache fängt gewöhnlich damit an, daß man bei ganz vernünftigen Handgriffen mit etwas völlig Sinnlosem beginnt. (Ein kaum wahrnehmbarer Schleier von Irrsinn liegt auf Leuten, die allein sind.) Du nimmst die Bürste, das ist wahr – aber dabei hebst du einen Kamm auf, und wenn du auch nur eine Minute Zeit hast, balancierst du den ein bißchen, und wenn du nicht balancierst, dann fängst du an, irgend etwas in Reih und Glied zu legen, und wenn du nicht in Reih und Glied legst (was sehr beruhigt), dann trommelst du mit dem Nagelreiniger auf einer Seifenschale ... Welcher Oberregierungsrat hätte noch nie im Bad mit dem Thermometer Schiffchen gespielt!

Auch ist sehr schön, Männer, die allein sind, singen zu hören. Daß die Majorität so schön singt wie Suzanne Lenglen, mag noch hingehen. Aber was sie so singen! Zunächst: fünfzigmal dasselbe Lied, nein, denselben Liedfetzen, dieselben paar Takte, immer sentimentaler, immer falscher – immer im Rhythmus dessen, was sie grade tun ... Auch verwandelt sich der Text leicht in einen völlig wahnsinnigen Indianergesang:

> Valencia!
> Laß mich wippen, wippen, wippen
> auf den Klippen, Klippen, Klippen –
> mit der ganzen Kompanie – !

Das klingt nach der einundsechzigsten Wiederholung ganz menschlich. Auch kann man es pfeifen.

Dann gibt es etliche, die sprechen sehr leise mit ihren Sachen. Es erhebt sehr, wenn man die Arbeit mit frommen Sprüchen begleitet. »Wo ist denn der Schuh? Wo ist denn der Schuh?« (Jetzt kleiner Opernchor: Schuhschuh – Schuhschuh – Schuuhuuhuu – !) Dann: »Na, da bist du ja! Vielleicht läßt du dich noch drei Stunden suchen. Hund!« (Rrrumms, an die Wand.) Großes Orchester: »Trararaaha – !« Gesprochen: »Das Zahnwasser ist alle.« Gejodelt: »Alléhallé – !« So an sonnigen Tagen.

Für alle Tage aber gilt eines, das bei allen Alleinseiern zu beachten ist, wenn die nicht gerade in acht Minuten sich anziehen müssen, um ins Geschäft zu stürzen: das sind die amüsanten kleinen Umwege, die ihre Betätigung vornimmt. Sie macht Kurven, schlägt Bogen, spielt unterwegs, verbraucht den Kräfteüberschuß, den jeder gesunde Mensch inne hat ... Und das ist bei der Arbeit nicht anders.

In Sinclair Lewis' herrlichem ›Babbitt‹ steht zu lesen, wie der Held dieses amerikanischen Romans arbeitet, wie er Zettelchen vollschmiert, und ich bin überzeugt, daß wir alle so zu ›malen‹ beginnen, wenn wir das tun, was wir mit Denken bezeichnen. (Es ist bekannt, daß die meisten Menschen keinem Redner zuhören können, ohne Männerchen zu zeichnen.) Es ist, als ob neben der eigentlichen Kraft des Arbeitsmotors noch ein Nebenstrom herliefe, der Schnitzel und Späne auf einer Säge produziert. Nutzen hat das keinen, aber ohne den Strom geht es auch nicht ... Arbeitet einer mit andern zusammen im großen Büro, so läßt er seinen Eigenheiten im allgemeinen nicht so ungehinderten Lauf, hat er aber ein ›Privatkontor‹, so schöpft er aus dem großen Reservebehältnis einer angeblichen Kraftverschwendung neue Kräfte. Dazu hat der Mensch seine Nägel, die Ohren, die Krawatte – die Beschäftigung mit diesen Dingen stärkt sehr. Und aus der unergründlichen Tiefe eines Spiels mit dem Manschettenknopf und einem Blaustift steigen schwerwiegende Entschlüsse auf ... Soweit die Männer, diese ewigen Jungen.

Kinder sind oft allein, auch wenn sie gar nicht allein sind. Sie spielen, in einer Hülle von Jugend und Unbekümmertheit, die nur selten zerreißt: wenn sie Hunger haben oder sonst etwas Wichtiges wollen.

Was Frauen tun, wenn sie allein sind, ahne ich nicht. Ein Weiser hat behauptet, eine Frau sei überhaupt nie allein – sie stelle sich stets jemand vor, und sei es auch nur einen Spiegel. Ich denke, daß sich ein Mann da kein Urteil erlauben kann: denn ist er mit einer Frau allein, dann ist sie nicht mehr allein, er stört sehr, und so mag diese Frage eine Frau entscheiden.

HEINRICH SPOERL
Ferien vom Du

»Ferien vom Ich« soll man machen? Ich bin, wie immer, anderer Ansicht.

Wenn wir ehrlich sein wollen: wir haben ohnehin viel zu wenig Ich. Wir sind Zeitgenosse, Berufsgenosse, Familienvater, Nachbar, Mitglied und was weiß ich. Wir stehen in tausenderlei Diensten und Bindungen, wir tun nicht, was wir möchten, sondern was wir sollen und dürfen und müssen. Unser kleines, armes Ich ist umdrängt und eingeklemmt von vielen anderen Ichs und kann nicht mehr japsen.

Nicht Ferien *vom* Ich tun uns not, sondern Ferien *zum* Ich.

Ferien zum Ich aber bedeuten: Ferien *vom* Du.

Denn die »Dus« sind es, die unser Ich einschränken, erdrosseln. Da ist das große klare Du der amtlichen Gattin, das gleichberechtigte, vielleicht sogar das vorgesetzte Du.

93

Dann sind es die mehr oder weniger zahlreichen kleinen, aber um so lebhafteren Dus der Sprößlinge, die unsere Frackschöße zerren. Vielleicht ist es auch nur das sanfte, aber um so anspruchsvollere Du-chen der unverbindlichen Freundin.

Ferien sind kein Amüsemang, sondern körperliche und seelische Hygiene. Ein kurzer, aber kräftiger Ausgleich für die notwendige Einseitigkeit des normalen Lebens. Wer zuviel in Trab ist, wird sich in den Ferien auf den Rücken legen; der Schreibsesselmensch hingegen klettert auf die Berge. Der Vereinsamte mag sich in Geselligkeit stürzen, vielleicht sich in den Ferien auch vorübergehend verzweisamen; der übermäßig Verheiratete aber geht in die Ferien vom Du.

Übermäßig verheiratet ist jeder, der es nicht weiß, ja sogar entrüstet abstreitet. Gerade das ist der beste Beweis. Er weiß nicht mehr, was es heißt, aufzustehen und zu Bett zu gehen, wann man will, zu essen und zu trinken, wie man will, zu gehen, wohin man will, und zu schweigen und zu reden, wann und was man will. Er weiß nicht mehr, was Wollen heißt, er kennt nur noch Müssen und Sollen und Können und Dürfen.

Die Ferien vom Du darf man freilich nicht mißbrauchen, sich nicht an Stelle des abgehängten großen Du ein anderes interimistisches Duchen anhängen. Das wäre schofel. Und gefährlich obendrein. Ferien vom Du ist nicht identisch mit Eheurlaub.

Zu den Ferien vom Du gehören allerdings zwei: Erstens die Ferien und zweitens das Du, das man anstandshalber fragen muß. Vielleicht ist es ein liebes und verständiges Du. Vielleicht erhebt das Du selber Anspruch auf Ferien vom Du; man kann es ihm auch hintenherum einreden, und der geschickte Diplomat fängt überhaupt die Sache von dieser Seite an. Vielleicht aber hat unser Du Mißtrauen. Natürlich grundlos: Wir können auf unser untadeliges Vorleben verweisen. Aber vielleicht haben wir uns nicht kriegen lassen. Sagt unser Du. Oder wir wollen jetzt das Versäumte nachholen. Sagt unser Du. Frauen sind merkwürdig. Sie wollen alle einen Don Juan zum Manne – aber einen für sich allein.

Gegen Mißtrauen hilft keine Logik. Man muß den Mut haben. Aber gerade die, denen die Ferien vom Du am nötigsten sind, haben diesen Mut nicht zur Hand. Denn der Mut hat seinen Sitz in dem kleinen, erdrosselten Ich.

Und wenn es gar nicht anders geht, wenn unser großes vorgesetztes Du meint, wir würden die Ferien vom Du nicht vertragen, dann tut es zur Not auch eine schwächere Dosis, eine mildere Form: Ferien mit getrennten Zimmern. Dann ist man wenigstens Herr seiner vier Wände und darf tausend Dinge, die man sonst nicht darf: den Anzug hinschmeißen, mit den Schuhen auf den Diwan, im Bett rauchen, lesen, schnarchen, vorzeitig aufstehen und mit einem Körbchen selbstgepflückter Erdbeeren zum Kaffee erscheinen, oder bis zum Mittagessen pennen. Man hat partielle Ferien vom Du und trifft die Gattin tagsüber wie eine gute Bekannte oder liebe Freundin. Und bleibt immerhin unter Kontrolle.

Aber das alles ist nur Halbheit, Notbehelf. Radikale Ferien vom Du sind besser, wirkungsvoller, nachhaltiger. Am schönsten daran freilich ist das Ende, und das ist ja auch der eigentliche Zweck der Übung: Die erste Woche fühlt man sich wie ein Gott in Frankreich, tobt seinen junggeselligen Willen aus und möchte nach Argentinien auskratzen. In der zweiten Woche findet man schon ein Haar in der Suppe, vielleicht auch ganze Büschel. In der dritten Woche zählt man die Tage und tut stille Abbitte; in der vierten hält man es nicht mehr aus und geht an den Wänden hoch. Stirbt vor Sehnsucht nach den Küssen der Gattin und dem Geplapper der Kindlein. Und ist restlos und für alle Ewigkeit geheilt. – Bis zum nächsten Jahr.

Könige, wenn sie höflich sind, lassen niemanden warten. Eine Dame, wenn sie pünktlich ist, bleibt fast keine Dame mehr. Eine Behörde, die niemanden warten läßt, ist ein Wunder.

Wissen ist Macht, aber Wartenlassen auch. Der König hat Macht genug. Er braucht niemanden warten zu lassen. Für die Dame ist das Wartenlassen eine Kunst. Für die Behörde ist es ein Erziehungsmittel.

Sein Leben lang wartet der Mensch – auf seine Frau, auf sein Glück, auf eine Genehmigung, auf den Tod. So wäre es nützlich, wenn man in der Jugend in einer Kunst unterrichtet würde, derer man später so dringend bedarf. Da das Warten eine philosophische Kunst ist, wird sie natürlich ebenso wenig gelehrt wie irgendeine andere Philosophie, die dem Menschen von einigem Nutzen sein könnte.

Am besten erlernt man die Kunst des Wartens an Orten, wo es unvermeidlich ist. Diese Orte tragen offen und ehrlich die Bezeichnung »Warteraum«. Der König, die Frauen und die Behörden können es vermeiden, uns warten zu lassen. Der Arzt und die Eisenbahn können das nicht. Das Wartezimmer eines Arztes ist um so vertrauenweckender, je voller es ist. Wenn man einen Doktor aufsucht und findet, daß das Wartezimmer leer ist – welch ein Schreck! Sogleich überkommt einen das Gefühl, verloren und verlassen zu sein, das Gefühl, der ganzen Macht der Wissenschaft allein ausgeliefert zu sein. Zehn Vordermänner sind zehn Bundesgenossen. Gemeinsam haben sie die Chance, die Macht der Wissenschaft so weit zu schwächen, daß ein jeder sie ertragen kann. So genießt man zwischen den Journalen von vorgestern »the glorious uncertainty of life«, bis der Blutdruck festgestellt und das Rauchen endgültig verboten ist.

Hoffnung ist der Inhalt des Wartens. Die Kunst des Wartens besteht darin, die Zeit des Wartens, anstatt sie verloren zu geben, seinem Leben hinzuzugewinnen. Die Zeit des Wartens ist eine graue Leinwand, die jedermann wegwerfen möchte. Der reife Meister des Wartens bedeckt sie mit einem köstlichen Gemälde seiner Phantasie. Wahrscheinlich gibt es auf der ganzen Welt keinen prächtiger frescogeschmückten Raum als den Wartesaal dritter Klasse in Bebra, jener Station, die nur dem Umsteigen dient. Er ist einer der klassischen Tempel der Philosophie, darin die Buddhisten des Wartens aus Ost, West, Nord und Süd zusammenströmen, die Tugend der Geduld zu üben. Geduld ist die bescheidenste aller Tugenden, aber im Leben ist sie die stärkste aller Waffen. In Bebra vergeht die Zeit langsamer als anderswo. In Bebra kann man träumen. Wenn man sein Leben verlängern wollte, man müßte in Bebra leben. Die Torheit des menschlichen Geschlechts kann man aus nichts anderem deutlicher ersehen, als daraus, daß jedermann Bebra, den Tempel des Traumes, wo das Leben länger dauert als anderswo, so schnell wie möglich verläßt.

Der Mensch wartet und wünscht den Abend herbei. Der Mensch wartet und wünscht den Sonnabend herbei. Der Mensch wartet und wünscht den Ultimo herbei. Keinen Augenblick macht er sich klar, daß er die ganze Zeit den Wunsch hat, seinem Tode ein Stündchen näherzukommen. Wer in den Tempeln der Geduld die Kunst des Wartens erlernt hat, der ist gewappnet gegen die Unbilden des Daseins. Er ist verbündet mit der mächtigsten aller Mächte – mit der Zeit. Ohne daß er sich seinem Tode näher zu wünschen braucht, erlebt er den Abend, den Sonnabend, den Ultimo. Für ihn geht der Regen, der Winter, die Krise und sogar der Besuch von Tante Emma leicht vorbei. Dabei hat er auch noch manchen Spaß.

Wenn die schöne Frau ihn zweiunddreißig Minuten an

der Litfaßsäule warten läßt, macht sie sich noch keine Sorgen. Sie versteht sich darauf, jede Art männlichen Zorns zu besänftigen, zu ignorieren oder lächerlich zu machen. Aber die Kunst zu warten, ist bedeutender als die Kunst, warten zu lassen. Ein heiteres, ein gelassenes Lächeln nach zweiunddreißig Minuten wird die schöne Frau völlig aus der Fassung bringen. Eine fassungslose schöne Frau ist entschieden zweiunddreißig gut geträumte Minuten wert.

Die Könige, deren Höflichkeit die Pünktlichkeit war, sind sehr selten geworden. Wenn wir die Kunst zu warten so weit entwickelt haben, daß auch die Damen pünktlich sein werden, können wir unsere Kunst nur noch verwenden, um auf das Wunder zu warten, daß man auf Ämtern nicht mehr zu warten braucht.

Darüber wird uns vielleicht der Tod ereilen. Aber wir werden nicht auf ihn warten müssen. Er ist, wie alle Majestäten, pünktlich.

FRANZ HOHLER
66 Fragen

Wie groß sind Sie?
Wie lange können Sie den Atem anhalten?
Können Sie durch die Finger pfeifen?
Wann haben Sie das letztemal einen Purzelbaum gemacht?
Wenn Sie in einem Restaurant sind und einen Kaffee trinken, und es gibt verpackten Zucker dazu, und Sie trinken den Kaffee ohne Zucker – nehmen Sie dann den Zucker mit?
Kennen Sie viele Apfelsorten?
Können Sie etwas über Nagetiere sagen?
Worum ging es im Ersten Weltkrieg?
Kennen Sie den Namen Ihres Briefträgers?

Glauben Sie an Impfungen?

Wogegen?

Gibt es ein Gedicht, das Sie auswendig können?

Gibt es ein unanständiges Gedicht, das Sie auswendig können?

Von wem stammt die Kuh ab?

Was finden Sie schwerer, aufhören oder anfangen?

Wie heißen Sie?

Sind Sie mit Ihrem Namen zufrieden?

Wenn nicht, wie möchten Sie lieber heißen?

Können Sie ein Märchen erzählen?

Haben Sie zu Hause einen Luftbefeuchter?

Worauf hoffen Sie?

Können Sie an einer Zoohandlung vorbeigehen, ohne hineinzuschauen?

Können Sie an einer Handlung für Damenwäsche vorbeigehen, ohne hineinzuschauen?

Sind Sie männlichen oder weiblichen Geschlechts?

Was stellen Sie sich unter Bandenergie vor?

Waren Sie schon einmal in psychiatrischer Behandlung?

Wem gehören Sie?

Glauben Sie, daß man Zeit gewinnen kann?

Schreiben Sie von Ihren Ferien Ansichtskarten?

Wem?

Hassen Sie Leute, die Witze im Kopf behalten können?

Denken Sie oft ja, wenn Sie nein sagen?

Gibt es einen Metzger, den Sie persönlich kennen?

Können Sie einen Blindgänger markieren?

Dieses leichte Stechen in der Nierengegend, haben Sie das schon lange?

Geben Sie alle Ihre Einkünfte der Steuer an?

Wieso wehren Sie sich gegen das Wort Hinterziehung?

Hassen Sie die Pest?

Wie geht es Ihnen?

Wissen Sie, was ein Moschusochse ist?

Wenn Sie es nicht wissen, interessiert es Sie, zu wissen, was das ist?

Können Sie den Unterschied zwischen einer Aktie und einer Obligation erklären?

Benutzen Sie die Wörter »Dein, Ihr, Euer« am Schluß eines Briefes?

Schreiben Sie Briefe?

Glauben Sie daran, daß Sie einmal sterben müssen?

Glauben Sie das wirklich?

Kennen Sie jemanden, der gelb als Lieblingsfarbe hat?

Wie gut kennen Sie ihn?

Fürchten Sie sich vor Verkäuferinnen?

Beginnen Sie Ihre Unterschrift oben oder unten?

Gehen Sie gern zu Fuß?

Wann sind Sie zum letztenmal rot geworden?

Gibt es ein Wort, das Ihnen zuwider ist?

Wenn Sie einen Pfirsich anfassen, kriegen Sie da eine Hühnerhaut?

Werfen Sie Schnüre von Paketen, die Sie bekommen, weg?

Können Sie kochen?

Töten Sie gern Insekten?

Haben Sie ein Taschenmesser?

Wo liegt Ihrer Meinung nach Abu Dhabi?

Macht es Ihnen nichts aus, eine Salbe gegen Hämorrhoiden zu kaufen?

Gibt es etwas, das Sie noch nachholen möchten?

Wie alt sind Sie?

Ist Ihnen der Gedanke an rohes Fleisch unangenehm?

Haben Sie diese Fragen nur gelesen oder auch beantwortet?

Wo denken Sie hin?

Das kleine Glück ist überall

HANS SCHIEBELHUTH
Vorlautes Blau

O du mein kleines bißchen vorlautes kräftiges Blau,
Wie um dich einzulassen hat sich das Wandwerk der
                                          Wolken verschoben
Daß mein durstiges Wesen dich trinkt.

Treublind wie das Auge des Ewigen
Und heiter verheißend blickst du mich an
Sturmblau mit dem fliegenden Sieg . . .

ALBERT MEMMI
Die Früchte des Friedens

Ich werde meine Kandidatur für den Friedensnobelpreis
einreichen. In Oslo wird man sich darüber wundern: Es ist
weder öffentlich bekannt, daß ich zwei Nationen davon
überzeugt hätte, keinen Krieg mehr gegeneinander zu füh-
ren; genausowenig habe ich die gewaltlose Befreiung eines
Volkes erreicht oder ein Massaker an irgendeiner Minder-
heit verhindert. Die gewissenhaften Skandinavier werden
meine Bewerbung jedoch registrieren und mich befragen,
worin denn meine Verdienste bestünden. Ich werde antwor-
ten: »Ich habe Frieden mit mir selbst geschlossen! Glauben
Sie, das sei einfacher und weniger verdienstvoll als irgendein diplomatisches Vorhaben? Das Ergebnis jedenfalls ist
wunderbar, das kann ich Ihnen versichern. Ach, welch ein
Glück!«

Des Morgens

Vom Taue glänzt der Rasen; beweglicher
   Eilt schon die wache Quelle; die Buche neigt
     Ihr schwankes Haupt und im Geblätter
       Rauscht es und schimmert; und um die grauen

Gewölke streifen rötliche Flammen dort,
   Verkündende, sie wallen geräuschlos auf;
     Wie Fluten am Gestade, wogen
       Höher und höher die Wandelbaren.

Komm nun, o komm, und eile mir nicht zu schnell,
   Du goldner Tag, zum Gipfel des Himmels fort!
     Denn offner fliegt, vertrauter dir mein
       Auge, du Freudiger! zu, solang du

In deiner Schöne jugendlich blickst und noch
   Zu herrlich nicht, zu stolz mir geworden bist;
     Du möchtest immer eilen, könnt ich,
       Göttlicher Wandrer, mit dir! – doch lächelst

Des frohen Übermütigen du, daß er
   Dir gleichen möchte; segne mir lieber dann
     Mein sterblich Tun und heitre wieder
       Gütiger! heute den stillen Pfad mir.

ERNST NOWAK
Der Regen

Der Regen rauschte unablässig aus den tief hängenden Wolken. Über das schwarze Wasser des Sees huschten silbrige, großflächige Schauer und löschten die Spiegelbilder aus und nahe dem Ufer die grünlich fahlen Bilder der schlammigen Felsbuckel und kahlen Baumtrümmer, die vom Grund heraufschimmerten. Von den Wäldern, die rund um den See an steilen Hängen hoch und finster aufragten, eilten in Rinnsalen, Quellen und Bächen gurgelnde Wasser dem See zu, klare und lehmig getrübte, die da und dort von Felsen oder quergestelltem Holz gestaut wurden und schäumend in kleinen Schnellen abwärtsschossen. Sie glitten über hohe Felsstufen hinweg, stürzten in sanft gebogenem, breitem Fall oder schienen als dünne weiße Schleier in fernen Wänden zu hängen. Aus den Waldschluchten und Gräben, hinter den gleichförmig gereihten Wipfeln stiegen flockige Nebel schräg auf. Die Moose und Flechten waren mit Wasser vollgesogen. Die Stämme der Bäume waren dunkel und glänzten vor Nässe. Es tropfte aus den Zweigen und von wippenden Blattspitzen laut in die flachen Mulden breiter, fleischiger Blätter. Silbrige Tropfen hingen im feinen, wirren Dickicht der hohen Schachtelhalme und an den gefächerten Blättern der Farne. Über klare Pfützen und Lacken liefen, vom Fall schwerer Tropfen erregt, zarte Wellen, die sich nach außen zu in einander umfassenden, immer weiteren Ringen von einer gemeinsamen Mitte her, wo die gläserne Halbkugel einer Luftblase platzte, ausbreiteten. Nasse Steine leuchteten goldgelb, bläulich und weiß. Schwarze Rindenstücke waren mit weißem Schimmel und rötlich gelben Schwämmen besetzt. Über das Gestein und Erdreich des Weges krochen lange, nackte Schnecken, rote und schwarze, und zogen bläulich schillernde krumme Spuren. Der Waldboden dampfte. Ein Rascheln, feines Klopfen, Knistern und Rieseln als Zeichen leise aufgeregten Lebens hob sich in willkürlich sich ändernder Abfolge, in wechselndem Zusammenklingen, aufgelöst, vereinzelt, zufällig gesteigert, beschleunigt, gedehnt und doch als schön geordnetes, in seiner Ordnung aber nicht durchschaubares, in immer neuen Erfindungen sich fortspinnendes zartes Klang-Spiel vom dumpfen und gleichsam fernen, immer gleichen Geräusch des Regens ab. In der dunstverhangenen, von vielfachem Glänzen und gieriger Unruhe belebten Dämmerung des Waldes, auf steilem Hang, erschien geräuschlos das Tier, trat hervor zwischen bemoosten Stämmen, stand starr auf kurzen, sehnigen Beinen mit ausgeprägten runden Gelenken, wuchtig, den kräftigen Hals seitlich, vom Hang weg, gebogen, das rötliche Fell verklebt, und aufgerauht von Nässe. Das Tier blähte die Nüstern, witterte, äugte groß. Dann bog es Hals und Kopf weit zurück, hob die Vorderbeine vom Boden ab, bäumte sich auf, warf sich herum und stürzte in wilder Flucht den Steilhang hinunter, durchs knikkende, krachende, weithin spritzende Unterholz, als ließe es sich mit der vollen Wucht des schweren Körpers fallen. Ein Regen von Tropfen sprühte aus dem Blattwerk der zurückschnellenden Äste. Die schwankenden Zweige schlossen sich hinter dem Tier. Das Tier war verschwunden, und auch die Geräusche seiner Flucht entfernten sich rasch, verhallten, und hinter ihnen schloß sich der stille Regen.

HILDE DOMIN
Einhorn

Die Freude
dieses bescheidenste Tier
dies sanfte Einhorn

so leise
man hört es nicht
wenn es kommt, wenn es geht
mein Haustier
Freude

wenn es Durst hat
leckt es die Tränen
von den Träumen.

ROBERT WALSER
Rede an einen Knopf

Eines Tages, da ich mit Zusammennähen eines Hemdknopf-
loches beschäftigt war, das ich durch starkes Niesen aus-
einandergesprengt hatte, fiel mir, während ich gleich einer
geübten Näherin fleißig nähte, mit einmal bei, an den ehr-
lichen Hemdknopf, treuherzigen und bescheidenen kleinen
Burschen, folgende still für mich hingemurmelte, dafür aber
wahrscheinlich nur um so aufrichtiger gemeinte Worte der
Anerkennung zu richten.

»Lieber, kleiner Knopf«, sagte ich, »wie viel Dank und
gutes Zeugnis ist dir der schuldig, dem du nun schon manche Jahre, ich glaube, daß es über sieben sind, treulich,
fleißig und ausharrlich gedient, und den du bei aller Vergeß-
lichkeit und Nichtbeachtung, die er sich dir gegenüber zu-

schulden kommen ließ, nie daran gemahnt hast, daß er dich einmal ein bißchen loben soll.

Dies geschieht nun heute, wo ich so recht klar zur Einsicht gekommen bin, was du bedeutest, was du wert bist, du, der du dich während deiner ganzen langen, geduldigen Dienstzeit niemals in den Vordergrund stelltest, um in vorteilhafte, hübsche Beleuchtung oder in einigen schönen, grellen, recht sehr augenfälligen Lichteffekt hineinzustehen, der du dich vielmehr stets mit sicherlich nicht hoch genug zu schätzender, rührender, reizender Bescheidenheit in der unauffälligsten Unauffälligkeit aufhieltest, wo du deine liebe, schöne Tugend in der besten Zufriedenheit übtest.

Wie entzückst du mich, daß du die Kraft bewiesen hast, die sich auf Redlichkeit und Eifer und darauf gründet, weder Lobes noch Anerkennung zu bedürfen, wonach jeder geizt, der etwas leistet.

Du lächelst, mein Bester, und wie ich leider sehe, schaust du bereits ziemlich abgenutzt und verbraucht aus.

Lieber! Vortrefflicher! Dich sollten Leute als Muster nehmen, die aus lauter Sucht nach immerwiederkehrendem Beifall krank sind, die vor Gram, Unlust und Gekränktheit nur gleich hinsinken und sterben möchten, wenn sie nicht von jedermanns Gewogenheit und hoher Meinung immerfort gehätschelt, gefächelt und liebkost werden.

Du, du vermagst zu leben, ohne daß sich irgendeiner im entferntesten erinnert, daß du überhaupt vorhanden bist.

Du bist glücklich; denn die Bescheidenheit beglückt sich selber, und die Treue fühlt sich in sich selbst wohl.

Daß du dir so nichts aus dir selber machst, ganz nur Lebensaufgabe bist oder wenigstens zu sein scheinst, gänzlich an stille Pflichterfüllung dich hingegeben fühlst, die man eine herrlich duftende Rose nennen kann, deren Schönheit wohl fast ihr selber ein Rätsel ist, deren Duft ohne mindeste Absicht duftet, weil er ihr Schicksal ist – –

Daß du, wie gesagt, das bist, was du bist und so bist, wie du bist, bezaubert mich, rührt, ergreift und bewegt mich und macht mich denken, daß es auf der Welt, die an unerfreulichen Erscheinungen reich genug ist, hier und da Dinge gibt, die den, der sie sieht, glücklich, fröhlich und heiter machen.«

CHRISTOPH WILHELM HUFELAND
Sinnesreize

Sie wirken auf doppelte Art zur Verlängerung des Lebens; einmal, indem sie unmittelbar auf die Lebenskraft einwirken, sie erwecken, erhöhen, verstärken, und dann, indem sie die Wirksamkeit des ganzen Organismus vermehren, und so die wichtigsten Organe der Restauration, die Verdauungs-, Zirkulations- und Absonderungswerkzeuge in regere Tätigkeit setzen. Es ist daher eine gewisse Kultur und Verfeinerung unsrer Sinnlichkeit heilsam und nötig, weil sie uns für diese Genüsse empfänglicher macht, nur darf sie nicht zu weit getrieben werden, weil sonst kränkliche Empfindlichkeit daraus entsteht. Auch muß bei der Sinnesreizung selbst sehr darauf gesehen werden, daß sie ein gewisses Maß nicht übersteige, denn die nämlichen Genüsse, die in mäßigem Grade angewendet restaurieren, können stärker gebraucht auch konsumieren und erschöpfen.

Alle angenehme Reize, die durch Gesicht, Gehör, Geruch, Geschmack und Gefühl auf uns wirken können, gehören hierher, und also die Freuden der Musik, Malerei und andrer bildenden Künste, auch der Dichtkunst und der Phantasie, indem sie diese Genüsse erhöhen und wieder erneuern kann. Vor allen aber scheint mir in gegenwärtiger Rücksicht die *Musik* den Vorzug zu verdienen, denn durch keinen Sinneseindruck kann so schnell und so unmittelbar auf Stimmung, Ermunterung und Regulierung der Lebensoperation gewirkt werden als dadurch. Unwillkürlich nimmt unser ganzes Wesen den Ton und Takt an, den die Musik angibt, der Puls wird lebhafter oder ruhiger, die Leidenschaft geweckt oder besänftigt, je nachdem es diese Seelensprache haben will, die ohne Worte, bloß durch die Macht des Tons und der Harmonie, unmittelbar auf unser Innerstes selbst wirkt, und dadurch oft unwiderstehlicher hinreißt, als alle Beredsamkeit. Es wäre zu wünschen, daß man einen solchen zweckmäßigen, den Umständen angemessenen Gebrauch der Musik mehr studierte und in Ausübung brächte.

JOACHIM RINGELNATZ
Schwebende Zukunft

Habt Ihr einen Kummer in der Brust
Anfang August,
Seht euch einmal bewußt
An, was wir als Kinder übersahn.

Da schickt der Löwenzahn
Seinen Samen fort in die Luft.
Der ist so leicht wie Duft
Und sinnreich rund umgeben
Von Faserstrahlen, zart wie Spinneweben.

Und er reist hoch über euer Dach,
Von Winden, schon vom Hauch gepustet.
Wenn einer von euch hustet,
Wirkt das auf ihn wie Krach,
Und er entweicht.

Luftglücklich leicht.
Wird sich sanft wo in Erde betten.
Und im Nächstjahr stehn
Dort die fetten, goldigen Rosetten,
Kuhblumen, die wir als Kind übersehn.

Zartheit und Freimut lenken
Wieder später deren Samen Fahrt.
Flöge doch unser aller Zukunftsdenken
So frei aus und so zart.

Das Veto des Körpers

ROBERT GERNHARDT
Mein Körper

Mein Körper rät mir:
Ruh dich aus!
Ich sage: Mach ich,
altes Haus!

Denk aber: Ach, der
sieht's ja nicht!
Und schreibe heimlich
dies Gedicht.

Da sagt mein Körper:
Na, na, na!
Mein guter Freund,
was tun wir da?

Ach, gar nichts! sag ich
aufgeschreckt,
und denk: Wie hat er
das entdeckt?

Die Frage scheint recht
schlicht zu sein,
doch ihre Schlichtheit
ist nur Schein.

Sie läßt mir seither
keine Ruh:

Wie weiß *mein* Körper
was *ich* tu?

ALBERT MEMMI
Die Zärtlichkeiten

Eine Kinderärztin behauptet, der Embryo sei empfänglich
für die verschwenderischen Zärtlichkeiten auf dem Bauch
seiner Mutter. Ein anderer Arzt bezeichnet dies als »Tätsche-
leien«. Ich weiß nicht, wer von beiden recht hat, aber ich bin
geneigt, der zärtlichen Ärztin zu folgen; ich bin überzeugt,
alle Lebewesen sind geradezu gierig nach Zärtlichkeiten.

Selbst die Tiere tauschen Zärtlichkeiten aus, Pferde reiben
ihre Mäuler aneinander, Katzen lecken ihre Jungen. In dieser Hinsicht haben unsere Gefährtinnen mehr Glück als wir
Männer: Sie haben sich das Recht auf Tränen und das Mit-
teilungsbedürfnis bewahrt; umarmen sich gegenseitig, lieb-
kosen sich und betätscheln ihre Haare.

Die Männer machen es, solange ein stillschweigender –
aber sehr spät entwickelter – Verhaltenskodex sie nicht
daran hindert: Bei Cervantes, Le Sage, Rousseau und noch
bei den Romantikern weinten und umarmten sich Männer.
Heute brauchen wir schon besondere Umstände, die Über-
schwenglichkeit im Sport beispielsweise. Sehen wir Hand-
werker oder Bürokollegen genauso miteinander umgehen?

Diese Härte rührt von einem Mißtrauen gegen den Körper.
»Ein Junge weint nicht!«, das heißt letztlich: Ein Mann muß
stark sein, um die Schwierigkeiten der Existenz zu überwinden. Aber man kann weinen und sich dennoch hart schlagen. Als der tapfere Odysseus vom Unglück seines Königrei-
ches erfuhr, so erzählt Homer, was tat er da? Er fing an zu
weinen, dann bereitete er sich auf einen Kampf vor. Wie das

Weinen, so sind auch Zärtlichkeiten nur der freie Ausdruck des Gefühls; sie mindern weder Mut noch Würde.

Das Mißtrauen gegenüber dem Körper ist auch die Angst vor dem eigenen Geschlecht. Aber nicht jede Zärtlichkeit ist erotisch; so wenig wie jeder menschliche Bezug es ist. Was also tun, damit er es nicht ist? Selbst die Scham – viel mehr als eine entschiedene Zurückweisung – ist oft eine Frage nach Aufschub.

Plotin wehrte sich hartnäckig dagegen, seine Büste meißeln zu lassen; es bedurfte der List eines Schülers, die Züge des Philosophen festzuhalten. Was hatte er mit dieser miserablen Umhüllung der Seele zu schaffen? Aber die Umhüllung sind wir selbst; wenn eine Seele existiert, ist sie nicht vom Körper zu trennen. Ein Tropfen Wein, eine Beruhigungstablette würde genügen, uns davon zu überzeugen.

Epikur schrieb, das Glück des Friedens bedürfe der Seele und der Gesundheit des Körpers. Man könnte hinzufügen, die Gesundheit des Körpers bedinge den Frieden der Seele. Ein arabisches Sprichwort besagt: *Die Männer werden im Alter weise und die Frauen Matronen.* Es erklärt nicht, warum: weil die Männer sich weigern, die Frauen zu hofieren, und die Frauen sich weigern, hofiert zu werden.

Statt unserem Körper zu mißtrauen, vertrauen wir ihm doch lieber; er wird es uns danken. Die Römer gingen jeden Tag in die Bäder. Während wir hier in Europa davon abgekommen sind, nimmt die japanische Jugend diesen Weg wieder auf, oft beide Geschlechter zusammen.

Wir alle sind begierig nach Liebe; vom Säugling bis zum alten Menschen brauchen wir Zärtlichkeit, mit Händen und mit Worten. Als Echo auf die gesegnete Kindheit? Aber es ist nichts Verfängliches daran: So sind wir. Wollen Sie einem Sterbenden eine letzte Hilfe erweisen? Dann halten Sie seine Hand.

Der Darmstädter incognito ohne Gefolge *(vapor commu-nissimus)*, der gemeine oder Luftfurz. Dieser Furz verhält sich sämmtlichen Sinnesorganen gegenüber so indifferent, daß frühere Forscher ihn als ganz getrennt von sämmtlichen anderen Species betrachtet, und zu den einfachen Winden, *ventus simplex*, gerechnet haben. In der That wirkt er, abgesehen von dem ihn objectiv als Subject empfindenden Individuum, kaum anders, als ein bald wärmerer, bald kühlerer Wind, dennoch ist er ein richtiger Furz und als solchen können wir seinen häufigen Genuß nicht dringend genug empfehlen. Vom sanitätspolizeilichen Standpunkte aus verdient er jeden irgend möglichen Schutz, weil er sehr gesund und erleichternd wirkt, vom ästhetischen Standpunkte aus kann man ihm ebenfalls nichts nachsagen, weil er Niemand belästigt. Auch ist er auf künstlichem Wege musikalischen Leistungen nicht abgeneigt; zugleich lehrt das Experiment, daß er eigentlich mit Nr. I. identisch ist, – man lass ihn nämlich mit etwas verstärktem Druck in einen leeren eisernen Topf, eine leere Flasche oder ein ähnliches Instrument von starker Resonnanz und man wird aus ihm einen klangvollen *vapor tonans* erzielen.

RENÉ DESCARTES
Über das Seufzen

Die Ursache der Seufzer ist sehr verschieden von derjenigen der Tränen, obgleich diese wie jene die Trauer voraussetzen. Denn während man zu weinen veranlaßt wird, wenn die Lungen voll von Blut sind, ist man veranlaßt zu seufzen, wenn sie nahezu leer sind. Und nun öffnet eine hoffnungsvolle oder freudvolle Vorstellung die Klappen der venösen Arterie, welche die Trauer zusammengezogen hatte. Deshalb dringt das wenige Blut, das in den Lungen blieb, plötzlich durch die venöse Arterie in die linke Herzseite und wird dort durch das Begehren, zu dieser Freude zu gelangen, welches gleichzeitig alle Muskeln des Zwerchfells und der Brust anregt, so angetrieben, daß die Luft durch den Mund in die Lungen hereingesogen wird, um den Platz, den das Blut leer gelassen hatte, zu füllen. Das aber nennt man Seufzen.

EUGEN ROTH
Wunderbalsam

An erster Stelle zu erwähnen
Als Wunderbalsam sind die *Tränen*.
Sie lösen, sparsam *selbst* geweint,
Das eigne Herz, schon ganz versteint.
Jedoch mit Vorsicht zu genießen
Sind die, die *andere* vergießen.

EPIKUR
Kurz und heftig

Der Schmerz dauert nicht ununterbrochen im Fleische, sondern der heftigste Schmerz währt nur sehr kurze Zeit; wenn er nur die Freude im Fleisch übersteigt, bleibt er nicht viele Tage. Auch langwährende Schwächezustände bergen immer noch ein Mehr von Freude als von Schmerz im Fleische.

Der Schmerz als Lebensbegleiter hat den Menschen zu allen Zeiten genötigt, sich mit ihm zu befassen; nicht allein Schriftsteller und Philosophen, sondern auch Theologen und bildende Künstler haben ihn, überwältigt von seiner heimsuchenden Macht, zu bestimmen versucht. Es überrascht nicht, daß er im Laufe der Jahrhunderte verschiedenartig bestimmt wurde, und daß der Ausdruck, den man dem Schmerz in einer Epoche gab, nicht für immer Gültigkeit hatte. Fast kann man sagen, daß der Umgang mit dem Schmerz auch seine eigene Geschichte hat.

Wir erinnern uns an unsere Homer-Lektüre, rufen uns noch einmal die Helden und Krieger ins Gedächtnis, die so viele Beispiele von grimmiger Tapferkeit gaben. Welche Muskelpakete, welche kühnen Dreinschläger. Und doch, wenn diese Abziehbilder der Kühnheit selbst eine Wunde empfingen, glitten sie nicht, ihren Schmerz verbeißend, stumm zu Boden. Anders als die verhärteten Germanen, die sich eines Wehlauts schämten und gewaltsam unterdrückten, was ihnen Pein bereitete, äußerte der griechische Held freimütig seinen Schmerz. Er jammerte und klagte, weinte und schrie und beleidigte und verfluchte obendrein die, denen er den Schmerz zu verdanken hatte. Er, dessen strahlende Biographie Legendenstoff abgeben könnte, bestätigte im Augenblick des Leidens nichts anderes als die menschliche Natur: er war einer von allen. Keine verzweifelte Selbstbeherrschung, keine gefühllose Abrichtung, keine Spottlust über den Tod, sondern das offene Eingeständnis: mich hat der Schmerz. [...]

Gleichwohl, welch ein Unterschied zu den bekennenden Schmerzäußerungen der Alten und der Einstellung, die eine sogenannte aufgeklärte Gesellschaft dem Schmerz gegenüber hatte. Mit Verblüffung erfahren wir, daß zum Beispiel im 18. Jahrhundert gezeigter Schmerz als Unhöflichkeit bewertet wurde, zumindest in gewissen Kreisen. Gefühle zu zeigen, galt bereits als anstößig, und wer seinen Empfindungen freien Lauf ließ, wurde des Grobianismus bezichtigt. Adam Smith dekretierte sogar, daß öffentlich gezeigter Schmerz den Anstand verletze. In seiner »Theory of Moral Sentiments« behauptet er: »Aus diesem Grunde ist nichts unanständiger und eines Mannes unwürdiger, als wenn er den Schmerz, auch den allerheftigsten, nicht mit Geduld ertragen kann, sondern weint und schreit.« Ich möchte nicht wissen, um wieviel Schmerzerleichterung Adam Smith seine Zeitgenossen gebracht hat, die seiner Behauptung zustimmten. Und ich möchte ebensowenig wissen, wie sich auf die normierten Selbstbeherrscher eine Störung auswirkte, die Sigmund Freud die »Wiederkehr des Verdrängten« nannte. Den Schmerz zu leugnen, ihn zu bemänteln und unter Haltungen zu verbergen, hat auf längere Sicht noch nie dazu geführt, ihn folgenlos aus dem Leben zu verbannen. Er wird, ähnlich wie Horaz es von der Natur sagte, durch eine Hintertür wieder zurückkehren. Abgesehen davon: niemand, der seinen Schmerz eingesteht, büßt in meinen Augen das ein, was man unter Würde versteht. [...]

In der Tat, der Schmerz ist auch geeignet, unsere Wahrnehmung zu schärfen, und mitunter verdanken wir ihm einen Zuwachs an Erkenntnis. Wir stellen fest, daß Vorläufigkeit und Unsicherheit zu unserem Dasein gehören. Und nicht nur dies: durch den Schmerz entdecken wir den andern, den Mitleidenden, wir werden gewahr, daß wir nicht allein sind, jeder nur ein Fremder, der sich im Gegensatz zur Welt befindet. Unser Bewußtsein erweitert sich: wir sind bereit, die Weisheit John Donnes anzuerkennen und ihm darin beizupflichten, daß, wenn die Totenglocke für einen läutet, sie es gleichzeitig auch für jeden von uns tut. Unter Schmerzen sind wir nicht bereit, alle Erfahrungen als gleichwertig anzusehen; vielmehr gelangen wir in den Besitz einer Wahrheit, die vieles andere als unwesentlich erscheinen läßt. Es ist die Wahrheit eines befristeten In-der-Welt-Seins. In-der-Welt-sein aber heißt, vielfältigen Leiden entgegen zu leben.

Es gibt menschliche Gemeinschaften, in denen es zur Regel gehört, daß, wenn eine Frau ein Kind gebärt, der Mann sein Lager aufsucht in dem Wunsch, die Schmerzen der Gebärenden zu teilen. Er wimmert, er stöhnt und windet sich, seine Selbstversetzung bringt ihn dazu, Schmerzen zu wecken und zu empfinden, die Qual kann so unerträglich werden, daß er sogar besinnungslos wird. Welch eine Haltung, die nicht allein eine tiefe Solidarität im Schmerz zu erkennen gibt, sondern auch die Wahrheit aufschimmern läßt, daß In-der-Welt-sein bedeutet, Leben aushalten zu müssen. Und wie umfassend das verstanden werden kann, hat Zvi Kolitz bekenntnishaft geäußert, als er sagte: Nimm die Tageszeitung – jeder Tag ist eine Wunde.

Abgeneigt, jedem Ding, jedem Ereignis einen Sinn zu unterlegen, skeptisch gegenüber Mystifizierungen, argwöhnisch gegen einen feierlichen Irrationalismus, der vom Adel des Leidens spricht, möchte ich lediglich sagen, daß der Schmerz naturgegeben ist. Er ist ein Seinsereignis, das zum Menschen gehört, und je länger wir über ihn nachdenken, desto entschiedener rät uns die Vernunft, ihn nicht allein als Unheil zu betrachten. Wenn wir ihn mit gelassener Aufmerksamkeit bestimmen, zeigt es sich, daß er auch einen Offenbarungscharakter hat: er eröffnet uns nicht nur unsere Ohnmacht und Verletzlichkeiten, sondern läßt uns auch eine tröstliche Möglichkeit der Existenz erkennen – die Möglichkeit einer Bruderschaft im Schmerz.

Vor einigen Jahren führte ein indischer Wissenschaftler, Sir Jagadis Chandra Bose, eine ungewöhnliche Versuchsreihe durch. Er suchte etwas über die Reaktionen von Pflanzen auf verschiedene Reize zu erfahren. Unter anderem testete Bose die Einwirkung von Alkohol, von bestimmten Giften, von elektrischen Strömen verschiedener Stärke, und sogar von Narkotika.

Er fand, daß die Reaktionen der Pflanzen grundsätzlich denen von Tieren glichen, obgleich kein erkennbares Nervensystem in Pflanzen gefunden werden konnte. Nach der Auswertung der Meßergebnisse, die seine feinen Instrumente aufzeichneten, folgerte Bose, daß »eine Pflanze Schmerzen auf genau die gleiche Weise fühlt wie der Mensch und die niederen Tierarten«. Und nicht nur das. Er schloß weiterhin, daß Pflanzen, ganz wie Tiere, mit Chloroform betäubt und schmerzunempfindlich gemacht werden können.

Allen Lebewesen scheinen die gleichen biologischen Prinzipien gemeinsam zu sein, und das stärkste dieser Prinzipien ist im Normalfall die Erhaltung des Einzelwesens. »Zu diesem Zweck«, schrieb Dr. George V. N. Dearborn von der Harvard Universität im Jahre 1900, »entwickelte sich zweifellos der Schmerz, und das ist auf die Dauer der Sinn des Schmerzes überhaupt.«

Denk an die Gegenwart

Die Seelenstärke der Stoiker ist bekannt; sie dachten über Haß, Eifersucht, Furcht, Verzweiflung nach und gelangten so dahin, ihre Leidenschaften am Zügel zu halten wie ein Kutscher seine Pferde.

Eine ihrer Überlegungen hat mir immer besonders gut gefallen, und zwar die, welche sie über Vergangenheit und Zukunft anstellten. »Wir brauchen nur die Gegenwart zu ertragen«, sagten sie. »Weder Vergangenheit noch Zukunft können uns bedrücken, da die eine nicht mehr und die andere noch nicht existiert.«

Allerdings! Vergangenheit und Zukunft existieren nur in dem Maß, in dem wir an sie denken; sie sind keine Tatsachen, sondern Meinungen. Wir geben uns wer weiß welche Mühe, in uns Bedauern und Furcht zu erzeugen. Ich habe einmal einen Jongleur gesehen, der eine Anzahl von Dolchen zu einer Art Baum verband, welchen er dann auf seiner Stirn balancierte. So verbinden und balancieren wir als unvorsichtige Artisten unser Bedauern und unsere Furcht. Statt einer Minute laden wir uns eine Stunde auf; statt einer Stunde einen Tag, zehn Tage, Monate, Jahre. Der eine, der ein krankes Bein hat, denkt daran, daß er bereits gestern und vorgestern gelitten hat und morgen wieder leiden wird; kurz, er seufzt über sein ganzes Leben. Richtig, daß die Vernunft hier nicht viel ausrichten kann; denn nicht immer gelingt es, den im Augenblick spürbaren Schmerz zu unterdrücken. Wenn es sich aber um einen Schmerz moralischer Natur handelt – was bleibt von ihm, wenn wir uns von Bedauern und Furcht frei machen?

Was zum Beispiel bleibt vom Kummer eines verschmähten Liebhabers, der sich, anstatt zu schlafen, im Bett herumwirft und blutdürstigen Rachegedanken nachhängt, wenn er weder mehr an Vergangenheit noch an Zukunft denkt? Woher nimmt ein Ehrgeiziger seinen Schmerz über einen Mißerfolg, wenn nicht aus einer Vergangenheit, die er zu neuem Leben erweckt, und aus einer Zukunft, die er erst erfindet? Man glaubt, den Sisyphos der Mythe vor sich zu haben, der seinen Stein aufhebt und dadurch seine Qual erneuert.

Allen denen, die sich auf derartige Weise quälen, möchte ich sagen: denk an die Gegenwart; denk an dein Leben, das von Minute zu Minute weitergeht; jede Minute löst die andere ab; da du lebst, ist es also doch möglich, so zu leben wie du. Aber ich habe Angst vor der Zukunft, wirst du einwenden. Du sprichst über etwas, wovon du nichts weißt. Was eintritt, ist immer anders, als wir erwarteten; und was deinen augenblicklichen Schmerz betrifft, kannst du sicher sein, daß er vorübergehen wird, gerade weil er so lebhaft ist. Alles geht vorüber. Dieser Satz hat uns schon oft genug betrübt; nicht mehr als billig also, daß er uns gelegentlich auch einmal tröstet.

Erstaunliche Sichtweisen

ERNST PENZOLDT
In der eigenen Gesellschaft

Ich bin der Meinung, es wäre manchem Menschen recht gesund, wenn er einmal krank wäre. Allein die Furcht, für längere Zeit auf seine eigene Gesellschaft angewiesen zu sein, scheint viele vom Entschluß zur Krankheit abzuhalten. Natürlich würde sich sehr bald zeigen, ob man sich selbst etwas zu sagen hat und wie lange es der Mensch in seiner eigenen Gegenwart aushalten kann. Wahrscheinlich sind uns manche Krankheiten lediglich zu dem Zwecke auferlegt, daß wir Muße haben, ein wenig über uns, unsere Wichtigkeit und über die Welt im allgemeinen nachzudenken, und um zu lesen.

RAINER MARIA RILKE
Die Verwandlung der Drachen

Ich will wieder eine Weile zu Ihnen reden, lieber Herr Kappus, obwohl ich fast nichts sagen kann, was hilfreich ist, kaum etwas Nützliches. Sie haben viele und große Traurigkeiten gehabt, die vorübergingen. Und Sie sagen, daß auch dieses Vorübergehen schwer und verstimmend für Sie war. Aber, bitte, überlegen Sie, ob diese großen Traurigkeiten nicht vielmehr mitten durch Sie durchgegangen sind? Ob nicht vieles in Ihnen sich verwandelt hat, ob Sie nicht irgendwo, an irgendeiner Stelle Ihres Wesens sich verändert haben, während Sie traurig waren? Gefährlich und schlecht sind nur jene Traurigkeiten, die man unter die Leute trägt, um sie zu übertönen; wie Krankheiten, die oberflächlich und töricht behandelt werden, treten sie nur zurück und brechen nach einer kleinen Pause um so furchtbarer aus; und sammeln sich an im Innern und sind Leben, sind ungelebtes, verschmähtes, verlorenes Leben, an dem man sterben kann. Wäre es uns möglich, weiter zu sehen, als unser Wissen reicht, und noch ein wenig über die Vorwerke unseres Ahnens hinaus, vielleicht würden wir dann unsere Traurigkeiten mit größerem Vertrauen ertragen als unsere Freuden. Denn sie sind die Augenblicke, da etwas Neues in uns eingetreten ist, etwas Unbekanntes; unsere Gefühle verstummen in scheuer Befangenheit, alles in uns tritt zurück, es entsteht eine Stille, und das Neue, das niemand kennt, steht mitten darin und schweigt.

Ich glaube, daß fast alle unsere Traurigkeiten Momente der Spannung sind, die wir als Lähmung empfinden, weil wir unsere befremdeten Gefühle nicht mehr leben hören. Weil wir mit dem Fremden, das bei uns eingetreten ist, allein sind; weil uns alles Vertraute und Gewohnte für einen Augenblick fortgenommen ist; weil wir mitten in einem Übergang stehen, wo wir nicht stehen bleiben können. Darum geht die Traurigkeit auch vorüber: das Neue in uns, das Hinzugekommene, ist in unser Herz eingetreten, ist in seine innerste Kammer gegangen und ist auch dort nicht mehr, – ist schon im Blut. Und wir erfahren nicht, was es war. Man könnte uns leicht glauben machen, es sei nichts geschehen, und doch haben wir uns verwandelt, wie ein Haus sich verwandelt, in welches ein Gast eingetreten ist. Wir können nicht sagen, wer gekommen ist, wir werden es vielleicht nie wissen, aber es sprechen viele Anzeichen dafür, daß die Zukunft in solcher Weise in uns eintritt, um sich in uns zu verwandeln, lange bevor sie geschieht. Und darum ist es so wichtig, einsam und aufmerksam zu sein, wenn man traurig ist: weil der scheinbar ereignislose und starre Augenblick, da unsere Zukunft uns betritt, dem Leben so viel näher steht, als jener andere laute und zufällige Zeitpunkt, da sie uns, wie von außen her, geschieht. Je stiller, geduldiger und offener wir als Traurige sind, um so tiefer und um so unbeirrter geht das Neue in uns ein, um so besser erwerben wir es, um so mehr wird es *unser* Schicksal sein, und wir werden uns ihm, wenn es eines späteren Tages »geschieht« (das heißt: aus uns heraus zu den anderen tritt), im Innersten verwandt und nahe fühlen. Und das ist nötig. Es ist nötig – und dahin wird nach und nach unsere Entwickelung gehen –, daß uns nichts Fremdes widerfahre, sondern nur das, was uns seit lange gehört. Man hat schon so viele Bewegungs-Begriffe umdenken müssen, man wird auch allmählich erkennen lernen, daß das, was wir Schicksal nennen, aus den Menschen heraustritt, nicht von außen her in sie hinein. [...]

Und wenn wir nur unser Leben nach jenem Grundsatze einrichten, der uns rät, daß wir uns immer an das Schwere halten müssen, so wird das, welches uns jetzt noch als das Fremdeste erscheint, unser Vertrautestes und Treuestes werden. Wie sollten wir jener alten Mythen vergessen können, die am Anfange aller Völker stehen; der Mythen von den Drachen, die sich im äußersten Augenblick in Prinzessinnen verwandeln; vielleicht sind alle Drachen unseres Lebens Prinzessinnen, die nur darauf warten, uns einmal schön und mutig zu sehen. Vielleicht ist alles Schreckliche im tiefsten Grunde das Hilflose, das von uns Hilfe will.

Da dürfen Sie, lieber Herr Kappus, nicht erschrecken, wenn eine Traurigkeit vor Ihnen sich aufhebt, so groß, wie Sie noch keine gesehen haben; wenn eine Unruhe, wie Licht und Wolkenschatten, über Ihre Hände geht und über all Ihr Tun. Sie müssen denken, daß etwas an Ihnen geschieht, daß das Leben Sie nicht vergessen hat, daß es Sie in der Hand hält; es wird Sie nicht fallen lassen. Warum wollen Sie irgendeine Beunruhigung, irgendein Weh, irgendeine

Schwermut von Ihrem Leben ausschließen, da Sie doch nicht wissen, was diese Zustände an Ihnen arbeiten? Warum wollen Sie sich mit der Frage verfolgen, woher das alles kommen mag und wohin es will? Da Sie doch wissen, daß Sie in Übergängen sind und nichts so sehr wünschten, als sich zu verwandeln. Wenn etwas von Ihren Vorgängen krankhaft ist, so bedenken Sie doch, daß die Krankheit das Mittel ist, mit dem ein Organismus sich von Fremdem befreit; da muß man ihm nur helfen, krank zu sein, seine ganze Krankheit zu haben und auszubrechen, denn das ist sein Fortschritt. In Ihnen, lieber Herr Kappus, geschieht jetzt so viel; Sie müssen geduldig sein wie ein Kranker und zuversichtlich wie ein Genesender; denn vielleicht sind Sie beides. Und mehr: Sie sind auch der Arzt, der sich zu überwachen hat. Aber da gibt es in jeder Krankheit viele Tage, da der Arzt nichts tun kann als abwarten. Und das ist es, was Sie, soweit Sie Ihr Arzt sind, jetzt vor allem tun müssen.

Beobachten Sie sich nicht zu sehr. Ziehen Sie nicht zu schnelle Schlüsse aus dem, was Ihnen geschieht; lassen Sie es sich einfach geschehen. Sie kommen sonst zu leicht dazu, mit Vorwürfen (das heißt: moralisch) auf Ihre Vergangenheit zu schauen, die natürlich an allem, was Ihnen jetzt begegnet, mitbeteiligt ist. Was aus den Irrungen, Wünschen und Sehnsüchten Ihrer Knabenzeit in Ihnen wirkt, ist aber nicht das, was Sie erinnern und verurteilen. Die außergewöhnlichen Verhältnisse einer einsamen und hilflosen Kindheit sind so schwer, so kompliziert, so vielen Einflüssen preisgegeben und zugleich so ausgelöst aus allen wirklichen Lebenszusammenhängen, daß, wo ein Laster in sie eintritt, man es nicht ohne weiters Laster nennen darf. Man muß überhaupt mit den Namen so vorsichtig sein; es ist so oft der Name eines Verbrechens, an dem ein Leben zerbricht, nicht die namenlose und persönliche Handlung selbst, die vielleicht eine ganz bestimmte Notwendigkeit dieses Lebens war und von ihm ohne Mühe aufgenommen werden könnte. Und der Kraft-Verbrauch scheint Ihnen nur deshalb so groß, weil Sie den Sieg überschätzen; nicht er ist das »Große«, das Sie meinen geleistet zu haben, obwohl Sie recht haben mit Ihrem Gefühl; das Große ist, daß schon etwas da war, was Sie an Stelle jenes Betruges setzen durften, etwas Wahres und Wirkliches. Ohne dieses wäre auch Ihr Sieg nur eine moralische Reaktion gewesen, ohne weite Bedeutung, so aber ist er ein Abschnitt Ihres Lebens geworden. Ihres Lebens, lieber Herr Kappus, an das ich mit so vielen Wünschen denke. Erinnern Sie sich, wie sich dieses Leben aus der Kindheit heraus nach den »Großen« gesehnt hat? Ich sehe, wie es sich jetzt von den Großen fort nach den Größeren sehnt. Darum hört es nicht auf schwer zu sein, aber darum wird es auch nicht aufhören zu wachsen.

Und wenn ich Ihnen noch eines sagen soll so ist es dies: Glauben Sie nicht, daß der, welcher Sie zu trösten versucht, mühelos unter den einfachen und stillen Worten lebt, die Ihnen manchmal wohltun. Sein Leben hat viel Mühsal und Traurigkeit und bleibt weit hinter ihnen zurück. Wäre es aber anders, so hätte er jene Worte nie finden können.

GEORG CHRISTOPH LICHTENBERG
Hier und jetzt

Wenn man jung ist, so weiß man kaum daß man lebt. Das Gefühl von Gesundheit erwirbt man sich nur durch Krankheit. Daß uns die Erde anzieht merken wir wenn wir in die Höhe springen, durch Stoß beim Fallen. Wenn sich das Alter einstellt, so wird der Zustand der Krankheit eine Art von Gesundheit und man merkt nicht mehr, daß man krank ist. Bliebe die Erinnerung des Vergangenen nicht, so würde man die Änderung wenig merken. Ich glaube daher auch daß die

Tiere auch nur in unsern Augen alt werden. Ein Eichhörn-
chen, das an seinem Sterbetage ein Auster-Leben führt, ist
nicht unglücklicher als die Auster. Aber der Mensch der an
drei Stellen lebt, im Vergangnen, im Gegenwärtigen und [in]
der Zukunft, kann unglücklich sein, wenn eine von diesen
dreien nichts taugt. Die Religion hat sogar noch eine vierte
hinzugefügt, die – Ewigkeit.

CHRISTIAN FÜRCHTEGOTT GELLERT
Das Land der Hinkenden

Vor Zeiten gab's ein kleines Land,
Worin man keinen Menschen fand,
Der nicht gestottert, wenn er red'te,
Nicht, wenn er ging, gehinket hätte;
Denn beides hielt man für galant.
Ein Fremder sah den Übelstand;
Hier, dacht' er, wird man dich im Gehn bewundern
                                              müssen,
Und ging einher mit steifen Füßen.
Er ging, ein jeder sah ihn an,
Und alle lachten, die ihn sahn,
Und jeder schrie: »Lehrt doch den Fremden gehen!«

Der Fremde hielt's für seine Pflicht,
Den Vorwurf von sich abzulehnen.
»Ihr«, rief er, »hinkt, ich aber nicht:
Den Gang müßt ihr euch abgewöhnen!«
Das Lärmen wird noch mehr vermehrt,
Da man den Fremden sprechen hört.
Er stottert nicht; genug zur Schande,
Man spottet sein im ganzen Lande.

Gewohnheit macht den Fehler schön,
Den wir von Jugend auf gesehn.
Vergebens wird's ein Kluger wagen
Und, daß wir töricht sind, uns sagen.
Wir selber halten ihn dafür,
Bloß, weil er klüger ist als wir.

ROBERT WALSER
Eine Art Gegengewicht

Ja, das Schicksal, das Unglück ist schön. Es ist gut; denn
es enthält auch das Glück, sein Gegenteil. Es erscheint mit
beiderlei Waffen bewaffnet. Es hat eine zornige und vernich-
tende, aber auch eine sanfte und liebliche Stimme. Es weckt
neues Leben, wenn es altes erschlagen hat, das ihm nicht
gefallen hat. Es reizt zum Besser-Leben. Alle Schönheit,
wenn wir noch hoffen, Schönes zu erleben, verdanken wir
ihm. Es läßt uns Schönheiten überdrüssig werden und zeigt
uns mit seinen ausgestreckten Fingern neue! Ist eine un-
glückliche Liebe nicht die gefühlvollste und deshalb zarteste,
feinste und schönste? Tönt nicht noch das Verlassensein in
weichen, schmeichelnden und wohltuenden Tönen? Ist das
alles neu, was ich Ihnen da sage, meine Herren? Freilich ist
es neu, wenn man es sagt; denn es sagt es selten einer. Den
meisten mangelt der Mut, das Unglück zu begrüßen, als
etwas, worin man die Seele baden kann, wie Glieder im Wasser. Man sehe sich doch nur einmal an, wenn man sich nackt
ausgezogen hat und jetzt nackt dasteht: Welch eine Pracht:
ein nackter, gesunder Mensch! Welch ein Glück: das mit
nichts mehr Bekleidet-Sein, das Nackt-Dastehn! Ein Glück
ist es schon, auf die Welt zu kommen, und kein weiteres
Glück zu haben, als gesund zu sein, ist ein Glück, das die
edelsten Steine, alle schönen Teppiche und Blumen, die Palä-

ste und die Wunder überglitzert und überstrahlt. Das Wundervollste ist die Gesundheit, es ist ein Glück, zu dem kein weiteres, ähnliches hinzugefügt werden kann, es sei denn, daß der Mensch im Laufe der Zeiten roh genug geworden ist, um zu wünschen, daß er doch nur krank sein möchte und dafür einen Geldbeutel voll Geld besitzen. Zu dieser Fülle von Pracht und Glück, wenn man wirklich geneigt ist, das nackte, straffe, bewegliche, warme, mit auf das Erdenleben bekommene Glied als eine solche Fülle zu betrachten, muß eine Art Gegengewicht treten: das Unglück! Es kann uns hindern überzuschäumen, es schenkt uns die Seele. Es bildet unsere Ohren dafür aus, den schönen Klang zu vernehmen, der tönt, wenn Seele und Körper, ineinandervermischt, ineinanderübergetreten, zusammen atmen. Es macht aus unserem Körper etwas Körperlich-Seelenvolles und die Seele bringt es zu einem festen Dasein mitten in uns, daß wir, wenn wir wollen, unseren ganzen Körper als eine Seele empfinden, das Bein als eine springende, den Arm als eine tragende, das Ohr als eine horchende, die Füße als eine edel gehende, das Auge als die sehende und den Mund als die küssende Seele. Es macht uns erst lieben, denn wo liebte man, mit nicht auch ein wenig Unglück? In den Träumen ist es noch schöner als in der Wirklichkeit, denn wenn wir träumen, verstehn wir auf einmal die Wollust und entzückende Güte des Unglücks. Sonst ist es uns meist hinderlich, namentlich, wenn es in Form eines Geldverlustes zu uns kommt. Aber kann das ein Unglück sein? Wenn wir auch einen Kassenschein verlieren, was verlieren wir? Recht unangenehm freilich ist das, aber es ist kein Grund zu längerer Trostlosigkeit, als es braucht, um einzusehen, daß es kein wirkliches Unglück ist.

EMILE M. CIORAN
Beichten durch den Leib

In der Krankheit beichten wir durch den Leib. Wir sprechen physiologisch. Weil die inneren Stimmen nicht alles Böse, über das wir verfügen, murmeln können, übernimmt der Leib die Aufgabe, uns die Unermeßlichkeit des Unheils unmittelbar mitzuteilen, für die wir keinen *Namen* gefunden haben. Wir leiden im Fleische wegen des Unvermögens, uns auszudrücken. Wir haben zuviel Gift, aber nicht genug Arznei im Wort. Die Krankheit ist ein nicht ausgedrücktes Übel. So fangen die Gewebe an, zu reden. Und ihre Stimme, die den Geist durchwühlt, wird zu seiner *Materie*.

CHRISTIAN MORGENSTERN
Reinigung

Es gibt für Unzählige nur Ein Heilmittel – die Katastrophe.

Jede Krankheit hat ihren besonderen Sinn, denn jede Krankheit ist eine Reinigung; man muß nur herausbekommen, wovon. – Es gibt darüber sichere Aufschlüsse; aber die Menschen ziehen es vor, über hunderte und tausende fremder Angelegenheiten zu lesen und zu denken, statt über ihre eigenen. Sie wollen die tiefen Hieroglyphen ihrer Krankheit nicht lesen lernen und interessieren sich, gleich dem Neger, noch weit mehr für das Spielzeug des Lebens als für seinen Ernst, als für ihren Ernst. – Hierin liegt die wahre Unheilbarkeit ihrer Krankheiten, im Mangel an und im Widerwillen gegen Erkenntnis, hierin, nicht in Bakterien.

Die Einbildungskraft ist schlimmer noch als ein chinesischer Henker; sie dosiert die Furcht gleichsam; sie läßt sie uns als Feinschmecker auskosten. Ein wirkliches Unglück schlägt nur einmal zu, und der Schlag erschlägt das Opfer; einen Augenblick vorher war es genauso, wie wir sind, wenn wir an nichts Böses denken. Ein Spaziergänger wird von einem Auto erfaßt, zwanzig Meter weit mitgeschleift und ist auf der Stelle tot. Das Drama ist aus; es hat weder eigentlich begonnen noch gedauert; Dauer verschafft ihm erst die Reflexion.

Weshalb ich, der ich an den Unfall denke, ihn völlig falsch sehe; ich denke nämlich daran als einer, der zwar dauernd im Begriff steht, überfahren zu werden, es aber nie wird. Ich stelle mir das Auto vor, das auf mich zukommt; in Wirklichkeit würde ich mich in Sicherheit bringen, wenn ich es auf mich zukommen sähe; aber da ich mich an die Stelle dessen versetze, der überfahren worden ist, bringe ich mich nicht in Sicherheit. Ich spiele mir das Überfahrenwerden sozusagen in Zeitlupe vor; ich halte den Film sogar von Zeit zu Zeit an; dann lasse ich ihn wieder von vorne laufen und sterbe lebendigen Leibs tausend Tode.

Dem, der gesund ist, erscheint Kranksein unerträglich, eben weil er gesund ist, wie Pascal einmal bemerkt hat. Ohne Zweifel nimmt uns jede schwere Krankheit derart mit, daß wir schließlich nicht mehr von ihr spüren, als sie uns jeweils spüren läßt. Eine Tatsache, selbst die unangenehmste, hat den einen Vorteil, daß sie dem Spiel der Möglichkeiten ein Ende setzt und uns eben dadurch, daß sie nicht mehr bevorsteht, eine neue Zukunft eröffnet.

Ein Mensch, der leidet, erhofft sich als höchstes Glück

einen Zustand, der ihn gestern noch unglücklich gemacht hätte. Wir sind eben weit weiser, als wir meinen.

Die wirklichen Übel verfahren mit uns so rasch wie der Henker. Er rasiert einem die Nackenhaare, schneidet einem den Hemdkragen ab, bindet einem die Arme und stößt einen zum Schafott. Mir, der ich daran denke, erscheint die Sache lang, weil ich mir das Geräusch der Schere und seine Hand auf meiner Schulter vorzustellen versuche. In Wirklichkeit verdrängt ein Eindruck den anderen, und die tatsächlichen Gedanken des Verurteilten sind wahrscheinlich Schauer, wie sie einen in Stücke geschnittenen Wurm durchlaufen; wir meinen, der Wurm leide darunter, in Stücke geschnitten zu sein; aber in welchem der Stücke ließe sich sein Leiden unterbringen?

Man leidet darunter, wenn man jemand, den man früher kannte, als kindisch gewordenen Greis oder stumpfsinnigen Trunkenbold wiederfindet. Man leidet darunter, weil man ihn gleichzeitig so sieht, wie er ist und wie er einmal war. Aber die Schritte der Natur sind glücklicherweise nicht widerruflich; erst jeder neue Schritt ermöglicht den nächsten; das Elend, das einen als Zuschauer sozusagen massiert anspringt, verteilt sich in Wahrheit auf viele Jahre; und eben das Elend dieses Augenblicks schlägt eine Brücke zum Elend des nächsten. Ein alter Mann ist kein junger Mann, der unter dem Altgewordensein leidet; und ein Mensch, der stirbt, ist kein Mensch, der lebt.

Deshalb schmerzt der Tod nur die Lebenden; deshalb bedrückt das Unglück nur die Glücklichen; kurz, man ist ohne alle Heuchelei empfindlicher für fremdes als für eigenes Leid. Daher die Gefahr, sich über das Leben ein falsches Urteil zu bilden, das, wenn man nicht achtgibt, das Leben vergiftet. Anstatt auf tragisch zu machen, muß man mit aller Kraft den gegenwärtigen Augenblick denken.

Das Katastrophenprinzip
oder Wunder gibt es immer wieder

MARGARETE VON NAVARRA
Die Frau des Sattelmachers

In der Stadt Amboise lebte einst ein Sattelmacher namens Brimbaudier. Er war Sattler der Königin von Navarra, ein Mann, an dessen Gesichtsfarbe man schon erkennen konnte, wes Geistes Kind er war, und daß er eher zu den Dienern des Bacchus gehörte als zu den Priestern der Diana. Er war mit einer liebenswerten Frau vermählt, die seinen Haushalt klug und verständig führte, und er lebte mit ihr glücklich und zufrieden.

Eines Tages sagte man ihm, seine wackere Frau sei krank und in großer Gefahr, und darüber zeigte er sich höchlich bestürzt. Ungesäumt eilte er nach Hause, um ihr beizustehen, und fand die Ärmste so sterbenskrank, daß sie eher einen Beichtiger nötig hatte als einen Arzt. Darob brach er in klägliches Jammern aus. Doch wollte ich ihn euch recht lebendig vorstellen, so müßte ich noch mit der Zunge anstoßen wie er, und vor allem müßte ich sein Gesicht und seine Haltung nachmachen.

Nachdem er ihr alle Handreichungen geleistet hatte, die nur in seiner Macht standen, verlangte sie nach einem Kruzifix, das man ihr auch brachte.

Als der gute Mann das sah, warf er sich ganz verzweifelt auf ein Bett, schrie laut und lallte mit seiner ungelenken Zunge: »Ach, mein Gott! Ich verliere meine liebe arme Frau! Was fang ich nur an, ich Unglückseliger!« und andere solche Wehklagen mehr.

Als er zuletzt sah, daß niemand sonst in der Kammer war als eine junge Magd, ein recht hübsches und molliges Ding, rief er sie leise zu sich und sprach zu ihr: »Liebes Kind, es bringt mich fast um, es drückt mir schier das Herz ab, wenn ich sehen muß, wie deine Herrin stirbt! Ich weiß nicht, was ich tun, was ich sagen soll, ich kann mich nur noch auf dich verlassen und dich bitten, für mein Haus und meine Kinder zu sorgen. Da, nimm die Schlüssel an meiner Seite und kümmere dich um den Haushalt, denn ich weiß nicht mehr aus noch ein.« Das arme Mädchen hatte Erbarmen mit ihm und sprach ihm Trost zu, bat ihn auch, nicht zu verzweifeln, damit sie nicht auch noch ihren guten Herrn zusammen mit ihrer Herrin verliere. Er aber gab ihr zur Antwort: »Ach, Kind, es geht nicht, ich muß sterben. Sieh nur, wie kalt mein Gesicht ist, leg deine Wangen an die meinen und wärme sie mir.« Und während er das sagte, griff er ihr an die Brüste, und das wollte sie zuerst nicht leiden. Doch er bat sie, sich nicht zu ängstigen, denn sie müßten sich ein bißchen näher kennenlernen. Damit umfing er sie mit seinen Armen und warf sie auf das Bett.

Seine Frau, die nichts zu ihrer Gesellschaft hatte als das Kruzifix und das Weihwasser und auch seit zwei Tagen kein Wort mehr gesprochen hatte, begann mit ihrer schwachen Stimme, so laut sie konnte, zu schreien: »He! he! he! ich bin noch nicht tot!« Dann drohte sie ihnen mit der Faust und schrie abermals: »Du Schuft! Bösewicht! ich bin noch nicht gestorben!«

Als der Gatte und die Magd ihre Stimme hörten, fuhren sie vom Bett auf; aber sie war so ergrimmt, daß die Zorneshitze alle Feuchtigkeit ihres Katarrhs, der sie am Sprechen hinderte, zum Trocknen brachte, so daß sie ihnen alle Schimpfwörter an den Kopf warf, die ihr nur einfielen. Und von Stund an begann sie zu genesen, aber nicht ohne daß sie ihrem Gatten immer wieder die geringe Liebe vorhielt, die er ihr entgegenbrachte.

»Ihr seht, meine Damen, was für Heuchler die Männer sind und wie sie für ein bißchen Trost die Trauer um ihre Gattin völlig vergessen!«

»Was wißt Ihr schon?« wandte Hircan ein. »Vielleicht hatte er gehört, das sei das beste Mittel, seine Frau gesund zu machen. Denn wenn er sie nicht durch seine gute Behandlung kurieren konnte, so wollte er vielleicht versuchen, ob ihr das Gegenteil besser anschlage. Das hat er denn auch wirklich herausgebracht. Ich wundere mich nur, daß ihr, die ihr doch Frauen seid, die Natur eures Geschlechts so klar aufgezeigt habt, gesundet ihr doch eher durch Ärger und Zorn als durch Sanftmut.«

»Soviel ist sicher«, meinte Longarine, »solch ein Ärger würde mich nicht nur aus dem Bett aufjagen, sondern sogar aus einem Grabmal wie diesem da.«

NORMAN COUSINS
Das Lachwunder

Noch bevor wir unsere Vorbereitungen für meinen Auszug aus dem Krankenhaus beendet hatten, begannen wir mit dem ersten Teil unseres Genesungsprogramms, dem Einsatz positiver, bejahender Gefühle zur Verbesserung der Körperchemie. Es fiel mir nicht allzu schwer, zu hoffen und zu lieben und Vertrauen zu haben, aber wie stand es mit Lachen? Nichts ist weniger lustig, als flach auf dem Rücken zu liegen, während einem alle Wirbel des Rückgrats und alle Gelenke wehtun. Diese Schwierigkeiten waren nur mit Hilfe eines systematischen Programms zu überwinden. Ich hielt es für einen guten Anfang, mit unterhaltenden Filmen zu beginnen. Allen Funt, der Produzent der Fernsehserie »Candid Camera« (»Vorsicht Kamera«), schickte mir Filme von einigen der Klassiker dieser Serie zusammen mit einem Filmprojektor. Der Krankenschwester wurde gezeigt, wie man das Gerät bedient. Es gelang uns sogar, ein paar alte Marx-Brothers-Filme zu bekommen. Wir zogen die Jalousien herunter und schalteten den Apparat ein.

Es funktionierte. Ich machte die freudige Entdeckung, daß zehn Minuten echten zwerchfellerschütternden Lachens eine anästhetische Wirkung hatten und mir wenigstens zwei Stunden schmerzfreien Schlaf ermöglichten. Wenn die schmerzstillende Wirkung des Lachens nachließ, schalteten wir den Filmprojektor wieder ein, und nicht selten gelang es mir, ein zweites Mal einzuschlafen. Manchmal las mir die Krankenschwester auch aus Witzbüchern vor.

Wie wissenschaftlich war es zu glauben, daß Lachen, ja, positive Empfindungen im allgemeinen, meine Körperchemie zum Besseren beeinflussen könnten? Wenn sich Lachen tatsächlich heilsam auf die Körperchemie auswirkte, dann war es, wenigstens in der Theorie, wahrscheinlich, daß es die Fähigkeit des Körpers, die Entzündung zu bekämpfen, verbessern würde. Zur Kontrolle lasen wir unmittelbar vor und mehrere Stunden nach den »Lachepisoden« die Blutsenkung ab. Jedesmal war sie um mindestens fünf Punkte gesunken. Das war zwar kein wesentlicher Rückgang, aber er hielt an und verstärkte sich. Ich freute mich sehr über die Entdeckung, daß es eine physiologische Grundlage für die alte Theorie gab, daß Lachen eine gute Medizin sei.

Dichter im Fieber

Ein evangelischer Geistlicher, der zur Zeit in Berlin lebt, war niemals Dichter gewesen. Er verfällt in ein hitziges Fieber und redet nur mehr in Versen. Bei guter Gesundheit wäre sein Talent verborgen geblieben.

Wenn man ihm ein beliebiges Thema gibt, so diktiert er so schnell, wie man liest. Es gibt einen ganzen Band, in dem diese Improvisationen gedruckt sind.

Er muß einst als Dichter geboren sein, ohne es bemerkt zu haben, und dieses Fieber hat sein Talent aufgedeckt, indem es seine Hemmungen beseitigte. Der Mann schlug Kapital daraus; denn man liebt das Außerordentliche, und der Geistliche hat dem Fieber gutgeschrieben, was nur eine natürliche Wirkung war. Denn an sich ist die Sache nicht außerordentlich, wie die italienischen Improvisatoren beweisen.

JEAN-JACQUES ROUSSEAU
Die Langeweile des Wohlbefindens

Meine Gesundheit hatte sich indessen noch immer nicht gebessert, sondern ich schwand im Gegenteil sichtlich dahin, war blaß wie der Tod und mager wie ein Skelett; das Klopfen in meinen Adern quälte mich schrecklich, meine Herzstörungen wurden häufiger, meine Brust war dauernd beklemmt, und meine Schwäche wurde zuletzt so groß, daß ich mich kaum noch bewegen konnte. Ich vermochte meinen Schritt nicht zu beschleunigen, ohne zu ersticken, ich konnte mich nicht bücken, ohne schwindlig zu werden, vermochte die leichteste Last nicht vom Boden zu heben und sah mich, für einen so beweglichen Menschen wie mich, zur qualvollsten Untätigkeit verdammt. Sicherlich mischten sich in all das gar viele Einbildungen und krankhafte Grillen. Die Grillen sind die Krankheit glücklicher Leute, und so war es denn auch die meine: die Tränen, die ich oft ohne Grund zum Weinen vergoß, der heftige Schrecken, den mir ein fallendes Blatt oder ein auffliegender Vogel verursachte, die ungleiche Gemütsstimmung inmitten der Gleichmäßigkeit des glücklichsten Lebens, alles dies verriet jene Langeweile des Wohlbefindens, welche sozusagen die Empfindlichkeit bis zum Zerspringen überspannt. Wir sind so wenig geschaffen, hienieden glücklich zu sein, daß notwendig die Seele oder der Körper leiden muß, wenn sie es nicht alle beide tun, und der Zustand des einen fast immer dem anderen nachteilig ist. Als ich mein Leben mit höchster Wonne hätte genießen können, ließ es mein verfallender Körper nicht zu, ohne daß man hätte bestimmen können, wo der Grund zu diesem Übel seinen wahren Sitz hatte. Später schien mein Körper trotz meiner Jahre und trotz sehr greifbarer und ernster körperlicher Leiden all seine Kräfte wiedererlangt zu haben, damit ich mein Unglück tiefer empfinden möchte, und jetzt, da ich dieses, gebrechlich und fast sechzigjährig, von allerlei Schmerzen gequält, niederschreibe, fühle ich zum Leiden mehr Kraft und mehr Leben in mir, als ich jemals zum Genuß in der Blüte meines Lebens und im Schoße des echtesten Glückes empfunden habe.

Um mir den letzten Stoß zu versetzen, hatte ich, nachdem ich ein paar physiologische Bücher gelesen, mich an das Studium der Anatomie gemacht, und indem ich nun die Menge und die Wirksamkeit all der Teile, aus denen mein Körper bestand, an mir vorüberziehen ließ, erwartete ich wohl zwanzigmal täglich, all das in Unordnung geraten zu sehen. Ich staunte nicht etwa darüber, mich dauernd sterbend zu fühlen, sondern im Gegenteil darüber, daß ich noch immer lebte, und ich konnte die Beschreibung keiner einzigen Krankheit lesen, ohne sie nicht für die meine zu halten. Wäre ich nicht schon krank gewesen, wahrlich, ich wäre es durch dieses unselige Studium geworden. Da ich in jeglicher Krankheit einzelne Anzeichen der meinen fand, glaubte ich sie alle miteinander zu haben und bekam darüber eine noch weit grausamere, von der ich mich für geheilt gehalten hatte, nämlich die Lust, gesund zu werden, denn gerade von ihr kann man sich am schwersten freihalten, sobald man sich auf das Studium medizinischer Bücher eingelassen hat. Durch Forschen, Nachdenken und Vergleichen bildete ich mir denn schließlich ein, der Grund meines Übels sei ein Polyp am Herzen, und sogar Salomon erschien von diesem Gedanken ganz betroffen. Vernünftigerweise hätte mich diese Ansicht in meinem früheren Entschlusse bestärken müssen. So geschah aber nicht. Ich spannte alle Kräfte meines Geistes an, um zu finden, wie man sich von einem Polyp am Herzen heilen könne, und war entschlossen, diese Wunderkur mit mir vorzunehmen. Auf einer Reise, die Anet nach Montpellier gemacht hatte, um dort den botanischen Garten und seinen Vorsteher, Herrn Sauvages, kennenzulernen, hatte man ihm erzählt, ein Herr Fizes habe einmal einen solchen Polypen geheilt. Mama entsann sich dessen und sprach mir davon. Mehr bedurfte es nicht, um in mir das Verlangen zu erwecken, Herrn Fizes zu befragen. Die Hoffnung auf Heilung ließ mich den Mut und die Kräfte wiederfinden, diese Reise zu unternehmen, und das aus Genf gekommene Geld machte sie möglich. Mama redete mir die Sache nicht nur nicht aus, sondern trieb mich im Gegenteil noch an, und so reiste ich denn nach Montpellier ab.

Aber ich hätte nicht so weit zu gehen brauchen, um den Arzt zu finden, dessen ich bedurfte. Das Reiten ermüdete mich unmäßig, und so mietete ich denn in Grenoble einen Wagen. In Moirans kamen noch fünf oder sechs andere Wagen hinzu, so daß wir eine ganze Reihe waren. Da war ich ja denn plötzlich tatsächlich inmitten des schönsten Sänften-abenteuers! Die meisten dieser Wagen gehörten zum Geleit einer Neuvermählten namens du Colombier, und bei ihr befand sich eine Frau von Larnage, die zwar weniger jung und weniger schön als sie, aber nicht weniger liebenswürdig war, und von Romans, wo Frau du Colombier blieb, noch weiter bis nach dem Flecken Saint-Andiol in der Nähe von Pont-Saint-Esprit reiste. Bei der Schüchternheit, die man an mir kennt, wird man annehmen, daß meine Bekanntschaft mit diesen glänzenden Frauen und dem Gefolge, das sie umgab, nicht so bald geschlossen war; da wir ja aber denselben Weg hatten, in den gleichen Gasthäusern abstiegen und ich, wollte ich nicht für einen alten Griesgram gelten, wohl oder übel gezwungen war, an der gleichen Tafel zu erscheinen, so machte sich diese Bekanntschaft eben doch. Und zwar weit früher, als es mir lieb war, denn all dieser Lärm war für einen Kranken, und gar für einen Kranken in meiner Stimmung, wenig zuträglich. Aber Neugier macht alle weiblichen Schelme so einschmeichelnd, daß sie, um die Bekanntschaft eines Mannes zu machen, damit anfangen, ihm den Kopf zu verdrehen. Und so geschah es mir. Frau du Colombier war von jungen Anbetern allzu umschwärmt, als daß sie noch hätte Zeit haben können, sich mit mir einzulassen, und außerdem verlohnte es sich auch nicht mehr, da wir uns ja bald trennen mußten; Frau von Larnage jedoch, die weniger umzingelt war, mußte darauf bedacht sein, sich für ihren längeren Weg zu versorgen, so nahm sie mich denn in Angriff, und da war es um den armen Jean Jacques geschehen oder vielmehr um sein Fieber, um seine Grillen und um den großen Polypen, alles verflog an ihrer Seite außer einem gewissen Herzklopfen; dies blieb zurück, und davon wollte sie mich auch nicht heilen.

Der innere Ingenieur

Wir haben uns lange Zeit den Kopf zerbrochen, wie der Herzmuskel viele Jahrzehnte, Tag und Nacht, arbeiten kann, ohne zu ermüden. Heute nehmen wir an, daß immer nur ein Teil der Herzmuskelfasern arbeitet, der größere Teil aber ruht. Wer bestimmt Arbeitstempo, Arbeitszeit, Dienst und Ablösung? In kunstvoller Weise leitet der innere Ingenieur den höchst verwickelten und für unser bewußtes Denken völlig unübersichtlichen Betrieb. Er öffnet und schließt Ventile, überwacht die unzähligen chemischen Fabriken des Körpers, verteilt Nahrungsstoffe, Reizstoffe, sorgt für Ausscheidung der Schlacken, macht kleine und große Reparaturen, stellt bei Dauerdefekten, z. B. nach Ausschneidung der Gallenblase oder einer Niere, den Betrieb um, vergrößert die ganze Anlage in bestimmten Zeiträumen und sorgt schließlich für die Möglichkeit, neue, selbständige Anlagen zu schaffen. Gerade das Studium der Reparationserscheinungen, z. B. die Neuordnung der Knochenlamellen in einem deform geheilten Knochenbruch nach dem Grundsatz der besten Leistung bei geringstem Materialverbrauch, führt, ich möchte fast sagen zwangsläufig, zur Annahme eines zielbewußt denkenden und handelnden inneren Ingenieurs. [...]

Daß in diesem Riesenbetriebe Störungen mannigfacher Art vorkommen, ist leicht zu verstehen. Es unterliegt aber keinem Zweifel, daß die überwiegende Mehrzahl aller Betriebsstörungen, und nicht nur die alltäglichen, von selbst, von innen heraus heilen. Wo eine vollkommene Heilung nicht möglich ist, da wird wenigstens ein brauchbarer Ersatz geschaffen, wie z. B. die Hautnarbe, die längst nicht das ist, was normale Haut bedeutet, aber immerhin für die Funktion genügt.

»Die ärztliche Hilfe ist dann nötig, wenn die natürliche Bestrebung des Körpers, die Physis, versagt.« *(Hippokrates)*

»Wir sind im ganzen nicht so ärmliche Mechanismen, daß man an jedem Teil fortwährend herumflicken und ihn immer wieder neu stimmen muß, sondern wir sind eigentlich Meisterwerke, die ein oder zwei delikate Stellen aufweisen, die man dann und wann nachsehen muß. Wenn man dies tut, so kann die Zeit der Tätigkeit wesentlich verlängert werden.« *(East)*

Der innere Schöpfer verfügt über viele und mannigfaltige, zum Teil uns noch gar nicht bekannte Mittel der Anpassung, des Ausgleichs, der Heilung. Im Grunde genommen heilt ja er ausschließlich. Niemals kann die »Heilung« von außen her erfolgen.

ERNST PENZOLDT
Mutation

Wir sollten nie vergessen, wieviel wir unsern Krankheiten zu verdanken haben. Man weiß, daß kränkelnde Menschen durch eine heftige, reinigende Krankheit oft auf einmal all ihre kleinen Plagen los wurden.

Es gibt heilsame Leiden, die mit einer geistigen und körperlichen Erneuerung des Patienten verbunden sind, wie man denn nicht selten hören kann, der oder jene sei nach einer Krankheit unstreitig viel netter oder sogar hübscher geworden. Die Krankheit hat sie verschönt. Ich meine nicht den sogenannten Leidenszug, der freilich selbst leeren Gesichtern einen gewissen Reiz verleihen mag, sondern jene Vergeistigung des Ausdrucks, vorzüglich der Augen, bei Wiedergenesenen nach schwerer Krankheit.

Vorsicht: Eingebildete Krankheiten
sind ansteckend!

GÜNTER EICH
Ode an meinen Ohrenarzt

Der kleine Mann in meinem Ohr sagt: Fahre nach Madeira! Ich fahre nach Madeira. Alles ist so blau und weiß wie ichs mir dachte. Er fragt: Siehst du rosa Mäuse? Ja, sage ich, tatsächlich. Und schon huschen sie durchs Zimmer, liebe, ziemlich große Tiere, sehr zutraulich, fast dressiert.

Vorgestern sagte er: Zähle die Tassen im Schrank! Ich zähle. Fünf. Es müßten zwölf sein. Eine oder zwei vielleicht noch im Abwasch, nein, nur eine. Oder zähle ich falsch? Wirklich, einmal komme ich auf fünf, einmal auf sieben, eins, zwei, drei –

Tatsachen beruhigen mich. Ha, sage ich zu dem kleinen Mann, aber auf Interjektionen antwortet er nicht. Er sitzt in meinem linken Ohr, auf dem höre ich schlecht. Seit kurzem auch auf dem rechten. Vermutlich eine kleine Frau im rechten Ohr, und sie treffen sich, während ich schlafe. Seine Unruhe fällt mir in letzter Zeit auf.

Aber wo treffen sie sich? Im Nasen-Rachen-Raum, so wird man mißbraucht. Ich besuche meinen Arzt, der für diese Gegenden spezialisiert ist. Er macht ein optimistisches Gesicht und hat die schwedische Methode. Skol, sagt er, ich habe Ihnen doch gesagt, daß Sie keine Watte tragen sollen, und er zieht die Bäusche heraus. Frische Luft, sagt er.

Kaum bin ich zu Hause, fängt der Kleine wieder an zu reden und beschwert sich über die ärztliche Behandlung. Übrigens muß ich heiraten, sagt er, meine Geliebte erwartet ein Kind. Wie stellt ihr euch das vor, frage ich zornig, aber jetzt antwortet er kein Wort mehr.

KURT SCHWITTERS
Frau Meier leidet

Frau Meier lag im Bett, ausgestreckt unter einer orange-seidenen Steppdecke lag sie im violetten Nachthemd. Plötzlich reckte sie sich auf, blickte in den Spiegel, sank schmerzverknüllt zurück in menschlich wissende, gestraffte Hinfälligkeit. Dann flötete sie: »Frieda!«

Als niemand kam, flötete sie etwas lauter, dann lauter und noch lauter: »Frieda, Frieda, hörst Du mich nicht, Frieda? Ach, ich bin ja so krank und keiner kommt.«

Sie horchte gespannt und schmerzvoll. »Frieda«, begann sie wieder, »Frieda, jetzt komm aber endlich! Frieda, ich befehle Dir zu kommen! Frieda!« – Das letzte Wort war hinausgeschmettert mit der Wucht einer Posaune.

In einem entfernten Zimmer murrte Frieda: »Ja!« Da steigerte sich der Tenor von Frau Meiers Stimme zum wütenden Orkan, als sie dreimal das Wort ›Frieda‹ hinausbrüllte.

Frieda kam, ernstlich frech, stand auf beiden Beinen und fragte: »Was ist denn los?« Frau Meier setzte ihre leidende Miene auf, sank wieder zu schwermütiger Resignation hinab und sagte mit leise röchelnder Stimme: »Frieda, ich bin krank!« »So?« gab Frieda zurück.

PETER ALTENBERG
Sanatorium für Nervenkranke

Daß die »Nervenärzte« nichts verstehen, wäre eine natürliche menschliche Eigenschaft der meisten Berufsmenschen, wenige Genies ausgenommen. Aber daß sie ihre schändliche Ignoranz ausnützen auf »suggestivem Wege«, indem sie die selbstverständlich viel mehr »über ihre eigenen Zustände« verstehenden Kranken durch ihren schmählichen Doktortitel zu ihren »folgsamen kuschenden Hundesklaven« machen wollen, das ist eine bodenlose feige Gemeinheit! Eine Dame z. B. liebt ihre Schwester fanatisch, und ihr sich für sie aufopfernder Gatte kann gerade diese Schwester und den Fanatismus seiner Frau für dieselbe nicht ausstehen! Wenn sie ins Zimmer tritt, geht er aus dem Zimmer. Das erzeugt naturgemäß allmählich Nervenzerstörung. Der liebevolle Gatte schickt sie in ein »Erstes«, d. h. teuerstes Sanatorium. Dort sagt man nicht dem Esel von Gatten (gibt es überhaupt andere Tiersorten dieser Gattung?!): »Sie müssen mit der Schwester Ihrer Frau liebenswürdiger umgehen!« Sondern man verordnet »Lichtbäder« mit nachfolgenden kalten Duschen!

Die arme junge Frau klagt dem Arzte: »Mein Mann behandelt meine zärtlichst und fanatisch geliebte Schwester roh, verständnislos, lieblos vor allem gegen mich, die angeblich Geliebteste, Verehrteste!?! Ist das seine Opferfähigkeit?!«

Der Arzt erwidert: »Nach zwanzig Lichtbädern mit nachfolgenden kalten Duschen wird sich das alles, alles geben! Sie werden dann die Dinge mit ganz anderen Augen anschauen – –!«

»Aber Herr Doktor, die Liebe zu meiner Schwester – –!«

»Auch das sind nur vorübergehende Exaltationszustände! Glauben Sie es mir, meine Gnädige, Ihr Fall ist ›typisch‹. Sechs Wochen bei uns, und Ihre Schwester wird Ihnen gleichgültig werden!«

SIGMUND FREUD
Flucht in die Krankheit

Meine Damen und Herren! Mit der Aufdeckung der infantilen Sexualität und der Zurückführung der neurotischen
Symptome auf erotische Triebkomponenten sind wir zu
einigen unerwarteten Formeln über das Wesen und die Ten-
denzen der neurotischen Erkrankungen gelangt. Wir sehen,
daß die Menschen erkranken, wenn ihnen infolge äußerer
Hindernisse oder inneren Mangels an Anpassung die Befriedigung ihrer erotischen Bedürfnisse in der *Realität* versagt
ist. Wir sehen, daß sie sich dann in die *Krankheit flüchten*,
um mit ihrer Hilfe eine Ersatzbefriedigung für das Versagte
zu finden. Wir erkennen, daß die krankhaften Symptome
ein Stück der Sexualbetätigung der Person oder deren ganzes Sexualleben enthalten, und finden in der Fernhaltung
von der Realität die Haupttendenz, aber auch den Haupt-
schaden des Krankseins. Wir ahnen, daß der Widerstand
unserer Kranken gegen die Herstellung kein einfacher, sondern aus mehreren Motiven zusammengesetzt ist. Es sträubt
sich nicht nur das Ich des Kranken dagegen, die Verdrängungen aufzugeben, durch welche es sich aus den ursprünglichen Anlagen herausgehoben hat, sondern auch die Sexu-
altriebe mögen nicht auf ihre Ersatzbefriedigung verzichten,
solange es unsicher ist, ob ihnen die Realität etwas Besseres
bieten wird.

Die Flucht aus der unbefriedigenden Wirklichkeit in das,
was wir wegen seiner biologischen Schädlichkeit Krankheit
nennen, was aber niemals ohne einen unmittelbaren Lustge-
winn für den Kranken ist, vollzieht sich auf dem Wege der
Rückbildung (*Regression*), der Rückkehr zu früheren Pha-
sen des Sexuallebens, denen seinerzeit die Befriedigung
nicht abgegangen ist. Diese Regression ist anscheinend eine
zweifache, eine *zeitliche*, insofern die Libido, das erotische

Bedürfnis, auf zeitlich frühere Entwicklungsstufen zurückgreift, und eine *formale*, indem zur Äußerung dieses Bedürfnisses die ursprünglichen und primitiven psychischen Ausdrucksmittel verwendet werden. Beide Arten der Regression zielen aber auf die Kindheit und treffen zusammen in der Herstellung eines infantilen Zustandes des Sexuallebens.

Je tiefer Sie in die Pathogenese der nervösen Erkrankung eindringen, desto mehr wird sich Ihnen der Zusammenhang der Neurosen mit anderen Produktionen des menschlichen Seelenlebens, auch mit den wertvollsten derselben, enthüllen. Sie werden daran gemahnt, daß wir Menschen mit den hohen Ansprüchen unserer Kultur und unter dem Drucke unserer inneren Verdrängungen die Wirklichkeit ganz allgemein unbefriedigend finden und darum ein Phantasieleben unterhalten, in welchem wir durch Produktionen von Wunscherfüllungen die Mängel der Realität auszugleichen lieben. In diesen Phantasien ist sehr vieles von dem eigentlichen konstitutionellen Wesen der Persönlichkeit und auch von ihren für die Wirklichkeit verdrängten Regungen enthalten. Der energische und erfolgreiche Mensch ist der, dem es gelingt, durch Arbeit seine Wunschphantasien in Realität umzusetzen. Wo dies nicht gelingt infolge der Widerstände der Außenwelt und der Schwäche des Individuums, da tritt die Abwendung von der Realität ein, das Individuum zieht sich in seine befriedigendere Phantasiewelt zurück, deren Inhalt es im Falle der Erkrankung in Symptome umsetzt. Unter gewissen günstigen Bedingungen bleibt es ihm noch möglich, von diesen Phantasien aus einen anderen Weg in die Realität zu finden, anstatt sich ihr durch Regression ins Infantile dauernd zu entfremden. Wenn die mit der Realität verfeindete Person im Besitze der uns psychologisch noch rätselhaften *künstlerischen Begabung* ist, kann sie ihre Phantasien anstatt in Symptome in künstlerische Schöpfungen umsetzen, so dem Schicksal der Neurose entgehen und

die Beziehung zur Realität auf diesem Umwege wiederge-
winnen. Wo bei bestehender Auflehnung gegen die reale
Welt diese kostbare Begabung fehlt oder unzulänglich ist, da
wird es wohl unvermeidlich, daß die Libido, der Herkunft
der Phantasien folgend, auf dem Wege der Regression zur
Wiederbelebung der infantilen Wünsche und somit zur Neurose gelangt. Die Neurose vertritt in unserer Zeit das Klo-
ster, in welches sich alle die Personen zurückzuziehen pfleg-
ten, die das Leben enttäuscht hatte, oder die sich für das
Leben zu schwach fühlten.

MARCEL PROUST
Nervöse Naturen

– Es wird Ihnen gut gehen, Madame, an dem nahen oder
fernen Tag – es hängt nur von Ihnen ab, ob es schon heute
sein wird – an dem Sie begreifen, daß Ihnen nichts fehlt, und
an dem Sie das Leben in der Gemeinschaft wieder aufneh-
men werden. Sie haben mir gesagt, Sie essen nichts und
gehen nicht aus dem Hause?
   – Aber, Herr Doktor, ich habe ja etwas Fieber.
   Er berührte ihre Hand.
   – In diesem Augenblick jedenfalls nicht. Und was ist das
schon für eine Entschuldigung! Wissen Sie nicht, daß wir
Tuberkulöse, die bis 39° haben, im Freien lassen und mit
Überernährung behandeln?
   – Aber ich habe auch Eiweiß.
   – Das sollten Sie gar nicht wissen. Sie haben das, was ich
unter dem Namen ›Mentalalbumin‹ beschrieben habe. Wir
haben alle einmal im Laufe einer Indisposition eine kleine
Eiweißkrise gehabt, die unser Arzt auf der Stelle zum chro-
nischen Zustand erhob, indem er uns davon Mitteilung
machte. Auf eine Attacke, die die Ärzte mit Medikamenten

heilen (jedenfalls soll so etwas schon vorgekommen sein) erzeugen sie zehn neue bei ganz gesunden Leuten, indem sie ihnen jenen pathogenen Wirkstoff einimpfen, der tausendmal virulenter als alle Mikroben ist, die Idee der Krankheit. Ein solcher Glaube hat Macht über alle Temperamente, wirkt aber besonders stark auf nervöse Naturen ein. Wenn man ihnen sagt, ein Fenster in ihrem Rücken sei geöffnet, fangen sie schon zu niesen an; wenn man sie glauben macht, es sei Magnesia in ihrer Suppe, bekommen sie Koliken, und wenn man ihnen suggeriert, ihr Kaffee sei außergewöhnlich stark, können sie nachts nicht schlafen. [...] Gestern habe ich ein Sanatorium für Nervenkranke besucht. Im Garten stand ein Mann auf einer Bank, unbeweglich wie ein Fakir, den Hals in einer Weise geneigt, die höchst unbequem sein mußte. Als ich ihn fragte, was er dort mache, antwortete er mir, ohne sich zu rühren oder auch nur den Kopf zu wenden: ›Herr Doktor, ich leide stark an Rheumatismus, ich neige sehr zu diesem Leiden; nun habe ich mich etwas zuviel im Freien bewegt, und während ich mich dadurch törichterweise erhitzte, hielt ich den Hals zu dicht an meine Flanellunterwäsche. Entferne ich ihn jetzt davon, bevor ich mich abgekühlt habe, kann ich ganz sicher sein, daß ich einen steifen Hals und vielleicht eine Bronchitis bekomme.‹ Und sicher hätte er sie gekriegt. – ›Sie sind mir ein schöner Neurastheniker‹, sagte ich zu ihm. Und was meinen Sie, welchen Grund er dafür anführte, daß er keiner sei? Daß, während alle anderen Insassen der Anstalt die Manie hätten, sich wiegen zu lassen, so daß man ein Vorlegeschloß an der Waage habe anbringen müssen, damit sie nicht den ganzen Tag nur immerzu ihr Gewicht feststellten, er selbst nur mit Gewalt dazu zu bringen sei, auf die Waage zu steigen, so wenig liege ihm daran. Er triumphierte, weil er die Manie der übrigen nicht teilte, ohne daran zu denken, daß auch er die seine hatte und nur diese ihn vor einer andern bewahrte. Fühlen

Sie sich bitte durch diesen Vergleich nicht verletzt, Madame, zumal dieser Mann, der aus Furcht vor Erkältung den Hals nicht zu bewegen wagte, der größte Dichter unserer Tage ist. Dieser arme Besessene ist die höchste mir bekannte Intelligenz. Nehmen Sie ruhig auf sich, als nervös bezeichnet zu werden. Sie gehören der großartigen und beklagenswerten Familie an, die das Salz der Erde ist. Alles, was wir an Großem kennen, ist von Nervösen geschaffen. Sie und keine anderen haben Religionen begründet und Meisterwerke hervorgebracht. Niemals wird die Welt genügend wissen, was sie ihnen verdankt, noch vor allem, was sie gelitten haben, um es ihr zu schenken. Wir genießen kunstvolle Musik, schöne Bilder, tausend erlesene Köstlichkeiten, aber wir wissen nicht, was sie ihre Schöpfer an Schlaflosigkeit, an Tränen, an krampfhaftem Lachen, an Nesselfieber, Asthma, Epilepsie gekostet haben, oder an Todesangst, die schlimmer als alles ist und die Sie vielleicht kennen, Madame – hier wendete er sich lächelnd meiner Großmutter zu – denn, gestehen Sie es nur, als ich kam, sind Sie recht ängstlich gewesen. Sie hielten sich für krank, bedenklich krank vielleicht. Gott weiß, von welchem Leiden Sie die Symptome an sich zu entdecken glaubten. Und Sie täuschten sich auch nicht, denn Sie haben sie alle gehabt. Die Neurose ist eine Meisterfälscherin. Es gibt keine Krankheit, die sie nicht zu kopieren versteht. Sie ahmt täuschend den Blähungszustand der Dyspepsie, die Übelkeit der Schwangerschaft, die Arythmie des kranken Herzens, die Fieberneigung der Tuberkulose nach. Wie aber sollte sie, da sie sogar den Arzt irrezuführen vermag, nicht den Kranken täuschen? Ach! glauben Sie nicht, ich nehme Ihre Leiden nicht ernst; ich dürfte mich nicht anheischig machen, Sie davon zu heilen, wenn ich sie nicht verstünde. Aber sehen Sie, eine gute Beichte sollte auf Gegenseitigkeit beruhen. Ich habe Ihnen gesagt, daß es ohne nervöse Affektion keinen großen Künstler gibt, und was mehr ist, setzte er mit erhobenem Zeigefinger hinzu, auch keinen großen Gelehrten. Ich gehe sogar noch weiter, es gibt, ich will noch nicht einmal sagen, keinen guten Arzt, sondern keinen auch nur korrekten Behandler nervöser Erkrankungen, der nicht selbst eine solche durchgemacht hat. In der Sphäre der Nervenpathologie ist jeder Arzt, der nicht allzu viele Dummheiten von sich gibt, ein halbgeheilter Kranker, so wie ein Kritiker ein Dichter ist, der keine Verse mehr macht, ein Detektiv ein Dieb, der seinen Beruf an den Nagel gehängt hat. Ich, Madame, glaube nicht wie Sie, zuviel Eiweiß zu haben, ich habe keine nervöse Abneigung vor kräftigem Essen und frischer Luft, aber ich kann nicht einschlafen, ohne wenigstens zwanzigmal wieder aufgestanden zu sein und nachgesehen zu haben, ob meine Tür auch geschlossen ist. Und in dem bewußten Sanatorium, in dem ich den Dichter angetroffen habe, der den Hals nicht bewegt, wollte ich mir ein Zimmer reservieren lassen, denn unter uns gesagt, möchte ich dort meinen Urlaub verbringen und meine Leiden behandeln, die ich dadurch zu sehr gesteigert habe, daß ich die der anderen zu heilen unternehme.

– Aber, Herr Doktor, brauche ich denn etwa auch eine solche Kur? warf meine Großmutter schaudernd ein.

– Das wäre überflüssig, Madame. Die Symptome, von denen Sie sprechen, weichen vor meinem Wort schon zurück. Und außerdem haben Sie einen Mächtigen zur Seite, den ich jetzt zu Ihrem Arzt ernenne, nämlich Ihr Leiden selbst, Ihre nervöse Überempfindlichkeit. Selbst wenn ich wüßte, wie ich sie heilen könnte, würde ich mich wohl hüten, es zu tun. Es genügt, daß ich dies Leiden unter meine Aufsicht bekomme. Ich sehe, Sie haben da auf Ihrem Tisch eines der Werke von Bergotte. Von Ihrer Nervosität geheilt, würden Sie ihn nicht mehr lieben. Soll ich mir nun das Recht zuerkennen, Ihnen anstatt der Freuden, die er Ihnen verschafft, gesunde Nerven zu schenken, die außerstande sein würden, sie Ihnen zu gewähren? Diese Freuden selbst aber sind eine mächtige Arznei, die mächtigste von allen vielleicht, die es gibt. Nein, ich habe nichts gegen Ihre nervöse Erregbarkeit; ich vertraue Sie vielmehr ihrer Führung an. Sie selbst soll jetzt rückläufig tätig sein. Die Kraft, die sie darauf verwendet hat, Sie am Spazierengehen und an genügender Nahrungsaufnahme zu hindern, soll sie jetzt nutzbar machen, Sie zum Essen, zum Lesen, zum Ausgehen, zu jeder Art von Zerstreuung zu bewegen. Sagen Sie mir nicht, Sie seien zu müde dazu. Müdigkeit ist die organische Verwirklichung einer vorgefaßten Idee. Fangen Sie damit an, diese Idee nicht mehr in sich zu hegen. Und wenn Sie jemals eine kleine Unpäßlichkeit haben, was jedem von uns zustoßen kann, so wird es sein, als hätten Sie sie nicht, denn Ihre nervöse Energie wird inzwischen aus Ihnen bereits das gemacht haben, was Talleyrand mit einem tiefsinnigen Wort als ›eingebildeten Gesunden‹ bezeichnet hat. Sehen Sie, die Heilung hat schon eingesetzt, Sie haben mich in ganz gerader Haltung aufrecht sitzend angehört, sich nicht einmal angelehnt, Ihr Blick ist klar, Ihr Aussehen gut, und das eine halbe Stunde lang schon, Sie haben es gar nicht gemerkt. Madame, ich habe die Ehre!

FRANZ GRILLPARZER
Guter Rat

Frau Poesie war krank.
Verwitwet schon seit manchem Jahr,
Wuchs scheinbar stündlich die Gefahr.
    Die Stirne heiß,
    Die Zunge weiß,
Die Haut bald Frost und bald im Schweiß,
Im ganzen Leib ein schmerzlich Jucken,

Von Krämpfen alle Nerven zucken.
Obschon noch rüstig und nicht alt,
Schien nah des Todes Nachtgewalt.
Doctores kommen von allen Seiten,
Die erst sich begrüßen und dann bestreiten,
       Hippokratisch,
       Homöopathisch,
       Allopathisch,
       Hydropathisch,
       Antipathisch,
       Philosophisch gebrüstet,
       Historisch gerüstet,
       Dogmatisch, kritisch,
       Klassisch, britisch;
Schreiben Rezepte in langen Zeilen,
Umsonst! Die Kranke war nicht zu heilen.
Da kam ein Bader vom Land herein,
Besieht die Kranke beim Tagesschein,
Erforscht den Puls, die Zunge auch,
Befühlt die Weichen und den Bauch,
Zuletzt hebt er mit Lachen an:
»Die Wissenschaft hier wenig kann,
Der guten Dame fehlt ein Mann.«

CHRISTOPH WILHELM HUFELAND
Überspannte Einbildung

Die Phantasie ward uns zur Würze des Lebens gegeben, aber
so wenig die physische Würze tägliche Nahrung werden
darf, ebensowenig darf das geistige Leben diese Seelenwürze
mißbrauchen. Zwar exaltiert man dadurch sein Lebensge-
fühl, aber man beschleunigt auch das intensive Leben und
die Lebensaufreibung, und hindert die Restauration, wie

das schon die Magerkeit solcher Leute von feuriger Imagination beweist. Überdies disponiert man dadurch den Körper zu plötzlichen und gewaltsamen Revolutionen, die lebensgefährlich werden können, weil bei überspannter Imagination ein kleiner Funken die gewaltigste Explosion bewirken kann. – Wer also lange zu leben wünscht, der lasse diese Seelenkraft nie zu sehr die Oberherrschaft gewinnen, und nie einen fortdauernd exaltierten Zustand bewirken; sondern er benutze sie dazu, wozu sie uns gegeben ward, den schönen Augenblicken des Lebens einen noch höhern Glanz zu geben, die schalen und unschmackhaften zu würzen und die traurigen zu erheitern.

Besonders kann sie dem Leben sehr nachteilig werden, wenn sie gewisse Richtungen nimmt, die durch ihre Nebenwirkungen doppelt schaden, und da scheinen mir zwei vorzüglich gefährlich: die *Krankheitseinbildung* und die *Empfindelei*.

Die erstere Imaginationskrankheit ist hauptsächlich ein Eigentum der Hypochondristen, kann aber auch bei Nichtärzten dadurch erzeugt werden, wenn sie zu viel medizinische Schriften lesen, die sie denn, nicht wie der Arzt, auf die Kunst, sondern auf ihre eigne Person anwenden, und aus Mangel hinreichender Kenntnisse sehr leicht irrig deuten (ein neuer Grund, sich vor dieser Lektüre zu hüten). Ich habe erstaunliche Beispiele davon gesehen; nicht allein Leute, die sich bei völlig geraden Nasen festiglich einbildeten, schiefe Nasen zu haben, die sich bei einem sehr schmächtigen Bauch nicht von der Idee abbringen ließen, die Wassersucht im höchsten Grade zu haben u. dgl., sondern ich habe eine Dame gesehen, die man nur mit einiger Aufmerksamkeit nach einem örtlichen Zufall zu fragen brauchte, um ihn auch sogleich zu erregen; ich fragte nach Kopfweh, und es entstand, nach Krämpfen in dem Arm, nach Schluchzen, und die Krämpfe und der Schluchzen waren auf der Stelle da.

Tulpius erzählt das Beispiel eines Menschen, der durch das Lesen vieler medizinischen und chirurgischen Bücher wahnsinnig wurde.

Nicht weniger schädlich ist die zweite Krankheit der Einbildungskraft, die *Empfindelei*, die romanhafte Denkart, die traurige Schwärmerei. Es ist ganz einerlei, ob man die traurigen Begebenheiten selbst erlebt, oder durch Romane und Empfindelei sich so lebhaft macht, daß man eben das niederschlagende Gefühl davon hat. Ja es ist insofern noch nachteiliger, weil es dort ein natürlicher Zustand, hier aber ein erkünstelter und also desto angreifenderer Affekt ist. Wir haben gesehen, wie äußerst schädlich Traurigkeit für alle Lebenskraft und Bewegung ist. Man kann also leicht denken, wie destruierend eine solche Seelenstimmung sein muß, die beständigen Trübsinn zum Gefährten des Lebens macht, die sogar die reinsten Freuden mit Tränen und herzbrechenden Empfindungen genießt. Welche Tötung aller Energie, alles frohen Muts! Gewiß, ein paar Jahre in einem solchen Herzenszwange zugebracht, können das Leben um ein ansehnliches verkürzen.

LILY BRETT
Hypochondrie

Eine meiner Freundinnen wurde wegen einer akuten Blinddarmentzündung mit Blaulicht ins New York Hospital eingeliefert. Sobald ich das erfuhr, bekam ich rechts im Unterleib Bauchschmerzen.

Ich geriet in Panik. Bis mir einfiel, daß mein Blinddarm vor Jahren entfernt worden war.

Ich übernehme die Schmerzen und Wehwehchen anderer Leute. Ich bekomme ihre Entzündungen und Krämpfe und Leiden.

Ich bin so leicht zu beeinflussen, daß ich zu stottern anfange, wenn andere stottern, und noch eine halbe Stunde
nach der Unterhaltung mit einem Stotterer stottere.

Wahrscheinlich könnte ich auch stellvertretend Höhen-
angst oder epileptische Anfälle bekommen.

Ich habe jedes Symptom gehabt, das mein Mann je hatte.
Als ihm ein Überbein am Fuß operativ entfernt wurde,
machte ich während der Operation einen so kranken Eindruck, daß man mir ein Krankenhausbett anbot. Nach der
Operation humpelte ich wochenlang.

Ich kann von keiner Krankheit hören, ohne sie mir vorzustellen. Ich gehöre zu den Leuten, die alle eventuellen Nebenwirkungen auf Beipackzetteln studieren. Drei Viertel davon
mache ich durch.

Wenn jemand stirbt, erkundige ich mich immer nach der
Todesursache. Dann versuche ich herauszufinden, wie die
Krankheit sich eingestellt hat.

Ich bin Abonnentin mehrerer medizinischer Zeitschriften. Sie enthalten immer verstörende Statistiken oder Berichte von neuen Krankheiten, auf die wir uns alle untersuchen lassen sollten. Abends kann ich diese Zeitschriften
nicht lesen, denn danach könnte ich kein Auge zutun.

Ich bin nicht allein mit meiner Beeinflußbarkeit. Ich habe
gelesen, daß Wissenschaftler regelmäßig feststellen, daß Patienten, denen man ein Placebo verabreicht, in 30 bis 40
Prozent aller Fälle bei einem breiten Spektrum von Erkrankungen sichtbare Besserung zeigen, von der Seekrankheit
bis zu Migräne, Angina und Operationsschmerzen.

Und 10 Prozent der Leute, die ein Placebo einnehmen,
spüren Nebenwirkungen, die normalerweise nur durch eine
chemisch wirksame Arznei erzielt werden können.

Ich habe ein Regal voller Gesundheitsbücher. Ich besitze
medizinische Nachschlagewerke. Der Besitz dieser Bücher
hat etwas Beruhigendes.

Ein Freund rief mich eines Abends an. Er war aufgeregt. Seine Frau hatte hohes Fieber. Sie hatte eine Grippe gehabt. Wann, so fragte er sich, war es ratsam, sie ins Krankenhaus zu bringen?

Es ist unangenehm, in New York krank zu sein. Die meisten von·uns haben keinen Hausarzt – ganz gewiß keinen, den man nachts anrufen könnte.

Ich zog meine Bibliothek zu Rate. Ich sah unter Fieber nach. Ich wurde von Glaukom, Hörsturz und Schlaganfallrisiken abgelenkt, bevor ich erfuhr, daß eine Temperatur von über 39 oder 40 Grad Anlaß zu ernsthafter Besorgnis bietet.

Danach lag ich die ganze Nacht wach und versuchte, nicht daran zu denken, einen Hörsturz oder Schlaganfall zu erleiden.

lch wünschte, ich wäre weniger ängstlich. Zu Anfang dieses Jahres habe ich von einem Psychiater in Kalifornien gelesen, der ängstliche Mäuse gezüchtet hat, weil er hofft, so mehr über die menschliche Ängstlichkeit in Erfahrung zu bringen. Dieser Wissenschaftler hat besonders nervöse Mäuse gezüchtet, indem er die Anzahl ihrer Serotonin-Rezeptoren auf genetischem Weg verringerte.

Das Ergebnis: Seine Mäuse waren scheu, nervös und ängstlich. Beim geringsten Anlaß schraken sie zusammen. In ungewohnten Situationen erstarrten sie zur Salzsäule und verkrochen sich an der nächsten Wand.

Ich konnte mich gut mit diesen ängstlichen, unsicheren, hypernervösen Mäusen identifizieren.

Ich verliere schnell die Nerven. Ein Plakat, das eine Zeitlang in allen New Yorker Restaurants aushing, raubte mir jedesmal die Fassung.

Das Plakat demonstrierte den Heimlich-Hilfsgriff. Er dient dazu, Menschen vor dem Ersticken zu retten. Mir nahm das Plakat jeden Appetit. Ich überlegte beim Essen die

Hälfte der Zeit, was ich tun sollte, falls ich es mit einem Erstickenden zu tun bekam.

Über irgend etwas kann man sich immer Sorgen machen.

Das letzte Frühjahr war besonders schlimm für Menschen, die unter Heuschnupfen leiden. Der Pollenflug in New York hatte dramatische Werte.

Ich las, daß Leute mit Heuschnupfen gut daran täten, sich abends, wenn sie nicht mehr aus dem Haus gingen, die Haare zu waschen. Auf diese Weise konnten keine Pollen aus ihrem Haar auf das Kopfkissen geraten und nächtliche Niesanfälle auslösen.

Ich begann, mir abends die Haare zu waschen. Mein Mann lachte sich halb tot. »Du hast doch gar keinen Heuschnupfen«, sagte er. »Das ist reine Vorbeugung«, antwortete ich.

GEORG CHRISTOPH LICHTENBERG
Ein pathologischer Egoist

Das Schlimmste, daß ich in meiner Krankheit gar die Dinge nicht mehr denke und fühle ohne mich hauptsächlich mit zu fühlen. Ich bin mir in allem des Leidens bewußt, alles wird subjektiv bei mir und zwar bezieht sich alles auf meine Empfindlichkeit und Krankheit. Ich sehe die ganze Welt als eine Maschine an die da ist um mich meine Krankheit und mein Leiden auf alle mögliche Weise fühlen zu machen. Ein pathologischer Egoist. Es ist ein höchst trauriger Zustand. Hier muß ich sehen ob noch Kraft in mir ist, ob ich dieses überwältigen kann, wo nicht so bin ich verloren.

Von führenden Dichtern empfohlen

ROBERT GERNHARDT
Sei gut zu dir

Sei gut zu dir.
Die Welt ist schlecht.
Das Unrecht blüht,
nimm dir das Recht
und tu den Schritt
zum Ich vom Wir:
Die Welt ist schlecht.
Sei gut zu dir.

WALTER BENJAMIN
Günstige Bedingung

Das Kind ist krank. Die Mutter bringt's zu Bett und setzt sich zu ihm. Und dann beginnt sie, ihm Geschichten zu erzählen. Wie ist das zu verstehen? Ich ahnte es, als N. mir von der sonderbaren Heilkraft sprach, die in den Händen seiner Frau gelegen habe. Von diesen Händen aber sagte er: »Ihre Bewegungen waren höchst ausdrucksvoll. Doch hätte man ihren Ausdruck nicht beschreiben können ... Es war, als ob sie eine Geschichte erzählten.« Die Heilung durch Erzählen kennen wir schon aus den Merseburger Zaubersprüchen. Es ist ja nicht nur, daß sie Odins Formel wiederholen; vielmehr erzählen sie den Sachverhalt, auf Grund von dem er sie zuerst benutzte. Auch weiß man ja, wie die Erzählung, die der Kranke am Beginn der Behandlung dem Arzte macht, zum Anfang eines Heilprozesses werden kann. Und so entsteht die Frage, ob nicht die Erzählung das rechte Klima und die günstigste Bedingung manch einer Heilung bilden mag. Ja ob nicht jede Krankheit heilbar wäre, wenn sie nur weit genug – bis an die Mündung – sich auf dem Strome des Erzählens verflößen ließe? Bedenkt man, wie der Schmerz ein Staudamm ist, der der Erzählungsströmung widersteht, so sieht man klar, daß er durchbrochen wird, wo ihr Gefälle stark genug wird, alles, was sie auf diesem Wege trifft, ins Meer glücklicher Vergessenheit zu schwemmen. Das Streicheln zeichnet diesem Strom ein Bett.

JOHANN PETER HEBEL
Der geheilte Patient

Reiche Leute haben trotz ihrer gelben Vögel doch manchmal auch allerlei Lasten und Krankheiten auszustehen, von denen, gottlob! der arme Mann nichts weiß; denn es gibt Krankheiten, die nicht in der Luft stecken, sondern in den vollen Schüsseln und Gläsern und in den weichen Sesseln und seidenen Betten, wie jener reiche Amsterdamer ein Wort davon reden kann. Den ganzen Vormittag saß er im Lehnsessel und rauchte Tabak, wenn er nicht zu faul war, oder hatte Maulaffen feil zum Fenster hinaus, aß aber zu Mittag doch wie ein Drescher, und die Nachbarn sagten manchmal: »Windet's draußen oder schnauft der Nachbar so?« – Den ganzen Nachmittag aß und trank er ebenfalls, bald etwas Kaltes, bald etwas Warmes, ohne Hunger und ohne Appetit, aus lauter Langerweile, bis an den Abend, also daß man bei ihm nie recht sagen konnte, wo das Mittagessen aufhörte und wo das Nachtessen anfing. Nach dem Nachtessen legte er sich ins Bett und war so müd, als wenn er den ganzen Tag Steine abgeladen oder Holz gespalten hätte. Davon bekam er zuletzt einen dicken Leib, der so unbeholfen war wie ein Maltersack. Essen und Schlaf wollten ihm nimmer schmecken, und er war lange Zeit, wie es manchmal geht, nicht recht gesund und nicht recht krank; wenn man aber ihn selber hörte, so hatte er dreihundertfünfundsechzig Krankheiten, nämlich alle Tage eine andere. Alle Ärzte, die in Amsterdam sind, mußten ihm raten. Er verschluckte ganze Feuereimer voll Mixturen und ganze Schaufeln voll Pulver, und Pillen wie Enteneier so groß, und man nannte ihn zuletzt scherzweise nur die zweibeinige Apotheke. Aber alles Doktern half ihm nichts, denn er folgte nicht, was ihm die Ärzte befahlen, sondern sagte: »Fouder, wofür bin ich ein reicher Mann, wenn ich soll leben wie ein Hund; und der Doktor will mich nicht gesund machen für mein Geld?« Endlich hörte er von einem Arzt, der hundert Stund weit weg wohnte, der sei so geschickt, daß die Kranken gesund werden, wenn er sie nur recht anschaue, und der Tod geh ihm aus dem Weg, wenn er sich sehen lasse. Zu dem Arzt faßte der Mann ein Zutrauen und schrieb ihm seinen Umstand. Der Arzt merkte bald, was ihm fehle, nämlich nicht Arznei, sondern Mäßigkeit und Bewegung, und sagte: »Wart, dich will ich bald kuriert haben.« Deswegen schrieb er ihm ein Brieflein folgenden Inhalts: »Guter Freund, Ihr habt einen schlimmen Umstand; doch wird Euch zu helfen sein, wenn Ihr folgen wollt. Ihr habt ein bös Tier im Bauch, einen Lindwurm mit sieben Mäulern. Mit dem Lindwurm muß ich selber reden, und Ihr müßt zu mir kommen. Aber fürs erste, so dürft Ihr nicht fahren oder auf dem Rößlein reiten, sondern auf des Schuhmachers Rappen, sonst schüttelt Ihr den Lindwurm, und er beißt Euch die Eingeweide ab, sieben Därme auf einmal ganz entzwei. Fürs andere dürft Ihr nicht mehr essen als zweimal des Tages einen Teller voll Gemüs, mittags ein Bratwürstlein dazu und nachts ein Ei, und am Morgen ein Fleischsüpplein mit Schnittlauch drauf. Was Ihr mehr esset, davon wird nur der Lindwurm größer, also daß er Euch die Leber verdruckt, und der Schneider hat Euch nimmer viel anzumessen, aber der Schreiner. Dies ist mein Rat, und wenn Ihr mir nicht folgt, so hört Ihr im andern Frühjahr den Kuckuck nimmer schreien. Tut, was Ihr wollt!« Als der Patient so mit ihm reden hörte, ließ er sich sogleich den andern Morgen die Stiefel salben und machte sich auf den Weg, wie ihm der Doktor befohlen hatte. Den ersten Tag ging es so langsam, daß perfekt eine Schnecke hätte können sein Vorreiter sein, und wer ihn grüßte, dem dankte er nicht, und wo ein Würmlein auf der Erde kroch, das zertrat er. Aber schon am zweiten und am dritten Morgen kam es ihm vor, als wenn die Vögel schon lange nimmer so lieblich gesungen hätten wie heut, und der Tau schien ihm so frisch und die Kornrosen im Feld so rot, und alle Leute, die ihm begegneten, sahen so freundlich aus, und er auch; und alle Morgen, wenn er aus der Herberge ausging, war's schöner, und er ging leichter und munterer dahin, und als er am achtzehnten Tage in der Stadt des Arztes ankam und den andern Morgen aufstand, war es ihm so wohl, daß er sagte: »Ich hätte zu keiner ungeschicktern Zeit können gesund werden als jetzt, wo ich zum Doktor soll. Wenn's mir doch nur ein wenig in den Ohren brauste, oder das Herzwasser lief mir.« Als er zum Doktor kam, nahm ihn der Doktor bei der Hand und sagte ihm: »Jetzt erzählt mir denn noch einmal von Grund aus, was Euch fehlt.« Da sagte er: »Herr Doktor, mir fehlt gottlob nichts, und wenn Ihr so gesund seid wie ich, so soll's mich freuen.« Der Doktor sagte: »Das hat Euch ein guter Geist geraten, daß Ihr meinem Rat gefolgt habt. Der Lindwurm ist jetzt abgestanden. Aber Ihr habt noch Eier im Leib. Deswegen müßt Ihr wieder zu Fuß heimgehen und daheim fleißig Holz sägen, das niemand sieht, und nicht mehr essen, als Euch der Hunger ermahnt, damit die Eier nicht ausschlupfen, so könnt Ihr ein alter Mann werden«, und lächelte dazu. Aber der reiche Fremdling sagt: »Herr Doktor, Ihr seid ein feiner Kauz, und ich versteh Euch wohl«, und hat nachher dem Rat gefolgt und siebenundachtzig Jahre, vier Monate, zehn Tage gelebt, wie ein Fisch im Wasser so gesund, und hat alle Neujahr dem Arzt zwanzig Dublonen zum Gruß geschickt.

FRANÇOIS RABELAIS
Die Ursach der Beschwer

Kurze Zeit darauf erkrankte der gute Pantagruel; er litt an schrecklichen Magenbeschwerden, so daß er weder essen noch trinken konnte, und wie denn ein Unglück selten allein kommt, so kriegte er zugleich auch die heiße Pisse, die ihn ganz unmäßig quälte. Seine Ärzte ließen ihm indessen die wirksamste Pflege angedeihen, und mit Hilfe ihrer lindernden und harntreibenden Mittel verpißte er sein Unglück bald. Aber so heiß war sein Urin gewesen, daß er sich seitdem noch nicht abgekühlt hat und daß man ihn, wie er nun gerade seinen Lauf genommen, noch bis zum heutigen Tag an verschiedenen Orten Frankreichs als warme Quelle findet. [...] Um aber noch kurz anzugeben, wodurch er von seinem Hauptübel geheilt wurde, genüge es hier, zu sagen, daß er außer verschiedenen anderen Mixturen vier Zentner *Scammonium colophoniacum*, einhundertachtunddreißig Karren Kassie und elftausendneunhundert Pfund Rhabarber schluckte. Dann aber mußte nach dem Rat der Ärzte noch das, was so schwer im Magen lag, herausgeschafft werden. Dazu ließ man siebzehn große kupferne Kugeln anfertigen, jede größer als die auf Vergils Obelisken in Rom und so beschaffen, daß sie durch eine Feder in der Mitte geöffnet und geschlossen werden konnten. In die eine Kugel stieg einer von seinen Leuten mit einer Laterne und einem brennenden Licht, worauf Pantagruel sie wie eine kleine Pille hinunterschluckte; in die nächsten fünf stiegen fünf Bauersleute mit um den Hals gehängten Hacken, in drei andere drei

Knechte mit Schaufeln und in die letzten acht Gassenkehrer mit Körben am Hals: sie alle wurden wie Pillen hinunterge-schluckt. Im Magen machte jeder seinen Verschluß auf und stieg aus seinem Gehäuse, voran der mit der Laterne, worauf sie alle mehr als eine halbe Meile weit in einem schrecklichen Kot fortwateten, aus dem mephitische Dünste aufstiegen, ärger als aus dem Kamarinischen Sumpf oder dem Stinksee der Sorbonne, von dem Strabon berichtet. Und hätten sie nicht Herz, Magen und Weinpott, vulgär Nischel, gehörig antidotiert gehabt, so würden sie von diesen scheußlichen Dünsten ohnmächtig geworden und erstickt sein. Himmel, was das für ein Gestank war, was für eine pestilenzialische Ausdünstung! Wie das unseren jungen Gallierinnen in die falschen Nasen gestunken haben würde! Schnüffelnd und umhertappend näherten sie sich der fäkalischen Materie und fanden einen berghohen Haufen Unrat. Die Pioniere gruben ihn ab, die anderen schaufelten ihn in die Körbe, und nachdem alles rein gefegt war, zog sich jeder wieder in seine Kugel zurück.

Sofort zwang sich Pantagruel zum Kotzen und spie sie wieder aus, was ihm so leicht vonstatten ging wie euch ein Rülps. Fröhlich stiegen sie aus ihren Pillen ans Tageslicht, was mich unwillkürlich an die Griechen und ihr Trojani-sches Pferd erinnerte. Nun war Pantagruel völlig kuriert und wieder so munter wie vorher. Von den kupfernen Pillen aber befindet sich die eine noch jetzt in Orleans auf dem Glocken-turm der Heiligenkreuzkirche.

Kranken-Spar-Kasse

>»Heile mit Weile!«
*(Neue Vorschrift der
Krankenkasse für
ihre Vertragsärzte)*

Wie die Bevölkerung seit dem ersten Juli bemerken durfte,
ist die Krankenkasse entschlossen, die Medikamentensucht
ihrer Patienten mit oder ohne diese auszurotten und den Gebrauch des Pulvers, das sie zwar nicht erfunden hat, aber
zahlen muß, wenn schon nicht bis aufs Messer, so doch bis
aufs Skalpell zu bekämpfen. Denn – so argumentiert man –
die Leute, denen bei jeder Gehaltszahlung Summen für die
Krankenkasse abgeknöpft werden, die ihnen bedeutend
weher tun als die im Vergleich dazu immer noch humane
Lohnsteuer, glauben ganz zu Unrecht, daß diese höchst un-
freiwilligen Zahlungen sie nun zu einem schmerzfreien Dasein berechtigen. Wer sich das Kopfweh ersparen will, das
ihm seine Abzüge machen, darf ebensowenig auf diese zu-
rückgreifen, wie es etwa erlaubt ist, die Einkommensteuer
für das vorige Jahr, die man aus den Einkünften des heuri-
gen bezahlt, von diesen abzusetzen. Wer einmal leichtsinnig
genug war, seine Beiträge zu entrichten, hat nur auf *eine* Behandlung Anspruch: nämlich auf eine schlechte, die ihm das
Kranksein so verleidet, daß er es vorzieht, gesund zu werden
oder sich in jenes andere Land zurückzuziehen, wo man nur
noch um das Sterbegeld geprellt werden kann, was dort aber
schon deshalb keine Rolle spielt, weil sich da alle Abzüge
von selbst aufhören.

Unser Gewährsmann, Medizinalrat a. D. Infarktus Jau-
kerl aus Oberampullendorf, schreibt uns zu diesem heiklen
Thema: »Eiserne Sparsamkeit bei den Krankenkassen tut

not. Das ist bekannt. Wo aber soll gespart werden? Bei den Angestellten, die kaum ausreichen, um die Patienten in den weitläufigen Gebäuden der Institute von einem Raum in den anderen zu schicken? Das würde dessen Kreislauf beträchtlich stören. An den Prachtbauten selbst, die der Kasse allein durch die jährliche Abschreibung von ein bis zwei Prozent der Bausumme mühelos Millionen einbringen? Wozu wären sie dann errichtet worden?! Nein, an den Kassen kann nicht gespart werden. Nur an den Kranken! Die moderne Medizin hat einen verhängnisvollen Stand erreicht, wo beinahe für jedes Leiden, jede Erkrankung, jede Anomalie Tabletten, Pillen und Injektionen bereitstehen. Wo fährt eine solche Entwicklung unweigerlich hin? Zum allgemeinen Zusammenbruch. Die Medikamenthusiasten von heute müssen durch Medikamentziehung und Medikamentrechtung so lange medikamentmutigt werden, bis die Krankenkassenärzte zu den nicht nur naturverbundeneren, sondern auch ökonomischeren Methoden der älteren, historischen Medizin zurückgefunden haben.

Braucht jeder Spreiz- und Senkfuß zum Beispiel eine teure Einlage! Mitnichten! Wir treten für die Spareinlage ein, die aus Papier, Pappdeckel oder auch aus geeignet geformten Glas- und Porzellanscherben bestehen kann und dem Träger bald die Fähigkeiten eines Fakirs verleihen wird, der auf Schwertern geht, ohne sich zu verletzen. Auch Rheumatismus oder ein gebrochenes Schlüsselbein, wie auch die wenig beliebte Gicht können der schmerzstillenden Mittel entraten; wenn der Arzt dem Patienten oft, lange und fest genug ermutigend auf die Schulter klopft, wird er bald keine Klage mehr hören. Brüche, Blinddarmschmerzen und Warzen können durch Einreiben mit einer bei Vollmond in der Mitte durchgespaltenen Zwiebel, die man nachher wieder zusammenfügt und in lockerer Erde eingräbt, wenn auch nicht immer gebessert, so doch in den meisten Fällen wenigstens

unverändert erhalten werden. Auch das Eingraben von Erd-
äpfeln auf Friedhöfen und Umtanzen derselben in Unter-
wäsche kann, wenn es bei den Krankenkassenärzten erst
Allgemeingut geworden ist, nicht nur die Lebensgeister der
Kranken zu neuem Leben erwecken, sondern vor allem zur
Gesundung der Kassen dadurch beitragen, daß sich zahlreiche kostspielige Patienten dabei totlachen. Bei Lungen-
und Rippenfellentzündung empfiehlt es sich in den Städten,
durch tiefes Einatmen von Benzin- und Auspuffgasen, in der
Art der indischen Jogis auf dem Kopf stehend, die teuren
Antibiotika zu ersparen oder, auf dem Land draußen, den
Bettlägerigen in den billigen und überall vorhandenen Dün-
gerhaufen einzugraben, der nicht nur die Abwehrkräfte
des Penicillins, sondern auch die des Leidenden bedeutend
übersteigt. Bricht aber wieder einmal eine Grippeepide-
mie aus, sollte die Ärzteschaft nicht anstehen, durch Hand-
auflegen, Murmeln von Beschwörungsformeln (Beschwö-
rungsformulare sind jederzeit bei der zuständigen Kasse
unentgeltlich gegen eine Beschwörungsgebühr von S 20,–
erhältlich) und, im Falle eines Konsiliums, Reigentänze um
die Krankenbetten (in Ermangelung von Medizinmanns-
ausrüstung im Schmuck von Perchten) der Kasse Millionen
an schweißtreibenden Mitteln zu ersparen. Und schließlich
können verklemmte Nerven, Gefäße usw. bei Bandschei-
benschäden und dergleichen fast immer durch einen mutig
und entschlossen geführten Schlag oder Tritt beseitigt werden. Es empfiehlt sich jedoch nach Anwendung dieser Be-
handlungsmethode, für den Fall, daß eine andere als die
gewünschte Reaktion eintritt, die Tür zum Ordinationszim-
mer abzusperren und in dem bereitstehenden Ärztewagen
das Weite zu suchen. Denn die Kasse übernimmt für das Verhalten ihrer Patienten bei Befolgung der neuen Sparmaß-
nahmen keine wie immer geartete Haftung ...«

Heilung

Palmström geht herum mit einem Kasten
und verteilt Pastillen gegen Husten, –
doch dieselben sind nicht einzunehmen.

Sondern, ehe man beginnt zu prusten,
muß man eine der verhaßten Pasten
in die Hand zu nehmen sich bequemen.

Zwischen Daumen dann und Zeigefinger
hält man sie als permanente Drohung –
und der Reiz im Halse wird geringer.

Denn es brächte ungleich mindre Frohung,
wenn die bittre Pille würd' verspiesen.
Und so wird der Kitzel heimgewiesen.

KURT TUCHOLSKY
Rezepte gegen Grippe

Beim ersten Herannahen der Grippe, erkennbar an leichtem
Kribbeln in der Nase, Ziehen in den Füßen, Hüsteln, Geld-
mangel und der Abneigung, morgens ins Geschäft zu gehen,
gurgele man mit etwas gestoßenem Koks sowie einem halben Tropfen Jod. Darauf pflegt dann die Grippe einzuset-
zen.

Die Grippe – auch ›spanische Grippe‹, Influenza, Erkältung (lateinisch: Schnuppen) genannt – wird durch nervöse
Bakterien verbreitet, die ihrerseits erkältet sind: die sogenannten Infusionstierchen. Die Grippe ist manchmal von
Fieber begleitet, das mit 128° Fahrenheit einsetzt; an festen

Börsentagen ist es etwas schwächer, an schwachen fester –
also meist fester. Man steckt sich am vorteilhaftesten an, indem man als männlicher Grippekranker eine Frau, als weibliche Grippekranke einen Mann küßt – über das Geschlecht
befrage man seinen Hausarzt. Die Ansteckung kann auch
erfolgen, indem man sich in ein Hustenhaus (sog. ›Theater‹)
begibt; man vermeide es aber, sich beim Husten die Hand
vor den Mund zu halten, weil dies nicht gesund für die Bazillen ist. Die Grippe steckt nicht an, sondern ist eine Infek-
tionskrankheit.

Sehr gut haben meinem Mann ja immer die kalten Pac-
kungen getan; wir machen das so, daß wir einen heißen
Grießbrei kochen, diesen in ein Leinentuch packen, ihn
aufessen und dem Kranken dann etwas Kognak geben – innerhalb zwei Stunden ist der Kranke hellblau, nach einer
weiteren Stunde dunkelblau. Statt Kognak kann auch Mö-
belspiritus verabreicht werden.

Fleisch, Gemüse, Suppe, Butter, Brot, Obst, Kompott und
Nachspeise sind während der Grippe tunlichst zu vermei-
den – Homöopathen lecken am besten täglich je dreimal eine
Fünf-Pfennig-Marke, bei hohem Fieber eine Zehn-Pfennig-
Marke.

Bei Grippe muß unter allen Umständen das Bett gehütet
werden – es braucht nicht das eigene zu sein. Während der
Schüttelfröste trage man wollene Strümpfe, diese am besten
um den Hals; damit die Beine unterdessen nicht unbedeckt
bleiben, bekleide man sie mit je einem Stehumlegekragen.
Die Hauptsache bei der Behandlung ist Wärme: also ein rö-
misches Konkordats-Bad. Bei der Rückfahrt stelle man sich
auf eine Omnibus-Plattform, schließe aber allen Mitfahren-
den den Mund, damit es nicht zieht.

Die Schulmedizin versagt vor der Grippe gänzlich. Es ist
also sehr gut, sich ein siderisches Pendel über den Bauch zu
hängen: schwingt es von rechts nach links, handelt es sich

um Influenza; schwingt es aber von links nach rechts, so ist eine Erkältung im Anzuge. Darauf ziehe man den Anzug aus und begebe sich in die Behandlung Weißenbergs. Der von ihm verordnete weiße Käse muß unmittelbar auf die Grippe geschmiert werden; ihn unter das Bett zu kleben, zeugt von medizinischer Unkenntnis sowie von Herzensroheit.

Keinesfalls vertraue man dieses geheimnisvolle Leiden einem sogenannten ›Arzt‹ an; man frage vielmehr im Grippefall Frau Meyer. Frau Meyer weiß immer etwas gegen diese Krankheit. Bricht in einem Bekanntenkreis die Grippe aus, so genügt es, wenn sich *ein* Mitglied des Kreises in Behandlung begibt – die andern machen dann alles mit, was der Arzt verordnet. An hauptsächlichen Mitteln kommen in Betracht:

Kamillentee. Fliedertee. Magnolientee. Gummibaumtee. Kakteentee.

Diese Mittel stammen noch aus Großmutters Tagen und helfen in keiner Weise glänzend. Unsere moderne Zeit hat andere Mittel, der chemischen Industrie aufzuhelfen. An Grippemitteln seien genannt:

Aspirol. Pyramidin. Bysopeptan. Ohrolax. Primadonna. Bellapholisiin. Aethyl-Phenil-Lekaryl-Parapherinan-Dynamit-Acethylen-Koollomban-Piporol. Bei letzterem Mittel genügt es schon, den Namen mehrere Male schnell hintereinander auszusprechen. Man nehme alle diese Mittel sofort, wenn sie aufkommen – solange sie noch helfen, und zwar in alphabetischer Reihenfolge, ch ist ein Buchstabe. Doppelkohlensaures Natron ist auch gesund.

Besonders bewährt haben sich nach der Behandlung die sogenannten prophylaktischen Spritzen (lac, griechisch; so viel wie ›Milch‹ oder ›See‹). Diese Spritzen heilen am besten Grippen, die bereits vorbei sind – diese aber immer.

Amerikaner pflegen sich bei Grippe Umschläge mit heißem Schwedenpunsch zu machen; Italiener halten den rechten Arm längere Zeit in gestreckter Richtung in die Höhe; Franzosen ignorieren die Grippe so, wie sie den Winter ignorieren, und die Wiener machen ein Feuilleton aus dem jeweiligen Krankheitsfall. Wir Deutsche aber behandeln die Sache methodisch:

Wir legen uns erst ins Bett, bekommen dann die Grippe und stehen nur auf, wenn wir wirklich hohes Fieber haben: dann müssen wir dringend in die Stadt, um etwas zu erledigen. Ein Telefon am Bett von weiblichen Patienten zieht den Krankheitsverlauf in die Länge.

Die Grippe wurde im Jahre 1725 von dem englischen Pfarrer Jonathan Grips erfunden; wissenschaftlich heilbar ist sie seit dem Jahre 1724.

Die glücklich erfolgte Heilung erkennt man an Kreuzschmerzen, Husten, Ziehen in den Füßen und einem leichten Kribbeln in der Nase. Diese Anzeichen gehören aber nicht, wie der Laie meint, der alten Grippe an – sondern einer neuen. Die Dauer einer gewöhnlichen Hausgrippe ist bei ärztlicher Behandlung drei Wochen, ohne ärztliche Behandlung 21 Tage. Bei Männern tritt noch die sog. ›Wehleidigkeit‹ hinzu; mit diesem Aufwand an Getue kriegen Frauen Kinder.

Das Hausmittel Cäsars gegen die Grippe war Lorbeerkranz-Suppe; das Palastmittel Vanderbilts ist Platinbouillon mit weichgekochten Perlen.

Und so fasse ich denn meine Ausführungen in die Worte des bekannten Grippologen Professor Dr. Dr. Dr. Ovaritius zusammen:

Die Grippe ist keine Krankheit – sie ist ein Zustand –!

Abenteuer auf Station B

EIKE CHRISTIAN HIRSCH
Wer nichts hat ...

Zum Aufenthalt in der Klinik landet der erfahrene Patient mit dem Hubschrauber, oder er fährt wenigstens mit Blaulicht vor. Ich hingegen näherte mich dem Pförtner zu Fuß und konnte nur bescheiden murmeln: »Ich komme zur Untersuchung.« Es war klar, daß ich damit zum Fußvolk gehören würde. Immerhin wollte mich die Stationsschwester gleich für zwei Tage ins Bett stecken, das ließ mich hoffen. Aber was hatte ich, einmal im Zimmer angekommen, meinen Mitpatienten schon zu berichten, verglichen mit dem, was sie selbst aufzubieten hatten. Fast nichts. Da hieß es, erst einmal klein anfangen.

Kaum lag ich, sagte eine Schwester jedoch streng, ich hätte jetzt Bettruhe und dürfte keinesfalls aufstehen. Das hob mich. In solch einem Augenblick fühlt man sich dem Betrieb doch schon richtig zugehörig. »Sie müssen jetzt zum Röntgen«, sagte sie später, »ich habe einen Fahrer bestellt.« Das hieß, mein ganzes Bett samt Inhalt sollte durch die Flure gerollt werden; gesteuert von einem Mitarbeiter, der den Titel Fahrer tragen darf. Ich fühlte mich befördert, auch wenn eine solche Fahrt an die Zeiten erinnert, als man noch von der Mutter geschoben wurde. Zudem bemerkte ich, daß die anderen Menschen auf den Fluren etwas enttäuscht sein mußten von meinem Anblick, weil ich weder Hinweise auf frische Wunden erkennen ließ noch das Röcheln des Komas von mir gab. Nein, ich bot weniger, als es jeder Simulant getan hätte, ich bot überhaupt kein Schauspiel.

Schon bei meiner nächsten Ausfahrt, es ging zum EKG, wurde ich wieder zurückgestuft. Diesmal mußte es ein Rollstuhl tun, immerhin war mein Fahrer noch derselbe. Er stellte mich auf einem Flur ab, konsequenterweise mit dem Gesicht zur Wand, und ging mit den Worten »Einen Augenblick!« für immer von dannen. Den anderen Wartenden, die auf ihren eigenen Füßen angeschlurft gekommen waren, fühlte ich mich als Rollstuhlfall so oder so überlegen.

Mein sozialer Abstieg in der Klinik war aber unaufhaltsam, denn bald durfte ich aufstehen. Das war leider nötig geworden, weil man nichts an mir fand. Ich hatte nichts! Und mir fehlte auch nichts. Was nützte es mir da, daß ich meinen Zimmergenossen gegenüber durchblicken ließ, welche großen Taten meine früheren Krankengeschichten aufzuweisen hatten. Ich erntete erst Nachsicht, dann übertrumpfende Berichte, die, das mußte ich zugeben, jeder Märtyrerlegende zur Ehre gereicht hätten.

Endgültig deklassiert aber wurde ich am Besuchstag. Eine wichtige Funktion in der Patientenhierarchie bekleidet nämlich nur derjenige, der so viel Besuch bekommt, daß die Letzten der Lieben auf dem Flur in die Warteschleife geschickt werden müssen. Ja, es mußten schon Nummern ausgegeben und einzeln aufgerufen werden! Noch wichtiger ist nur der Patient, dessen Blumengebinde so zahlreich sind, daß sie selbst auf dem Flur nicht mehr Platz finden. Dazu dann noch diese würdig-ernsten Mienen der Verwandten, deren Augen glänzen, als wären sie schon in Erbschaftsangelegenheiten hier! Erst so ein Hofstaat bringt voll das Ansehen auf der Station.

Als mir das klar wurde, habe ich das Rennen aufgegeben und bin, am vierten Tag schon, als gewöhnlicher Gesunder verkleidet, beschämt und zu Fuß auf und davon gegangen. Denn in einer Klinik ist es wie im richtigen Leben: Wer nichts hat, der gilt auch nichts.

Der Bettenberg

Die Krankenhäuser sind effizienter geworden und lassen einen nicht mehr so lange auf ein Bett warten. Das liegt an dem Bettenüberhang, und wenn ein Krankenhaus überleben will, muß es dafür sorgen, daß seine Betten immer belegt sind. Das ist gut und schlecht zugleich.

Neulich wollte ich einen Freund im Krankenhaus besuchen. Ich mußte an den Schalter, an dem auch die Aufnahmeformalitäten erledigt werden.

Ehe ich noch fragen konnte, in welchem Zimmer mein Freund lag, hatte die Dame meinen Namen, mein Alter und meinen Beruf notiert, füllte ein Formular aus und klingelte. Ich war gerade dabei, ihr zu erläutern, daß ich ja nur einen Freund besuchen wollte, als zwei Pfleger mit einem Rollstuhl ankamen, mich hineinsetzten und durch die Halle schoben.

»Ich bin nicht krank«, brüllte ich. »Ich suche nur einen Freund.«

»Wenn er kommt«, sagte ein Pfleger, »schicken wir ihn auf Ihr Zimmer.«

»Er ist doch schon da«, protestierte ich.

»Auch recht. Wenn wir Sie ins Bett gebracht haben, darf er zu Ihnen.«

Ich landete in einem kleinen Zimmer mit einem Schild: »Privat. Bitte vor dem Klopfen bei der Schwester melden.«

Der Pfleger zog mich aus, gab mir ein komisches, kurzes Nachthemd von der Sorte, die hinten zugebunden wird, und einen Krug Wasser und schaltete den Fernseher ein, der an der Decke hing. »Wenn Sie was wollen, klingeln Sie einfach.«

»Ich will meine Sachen wiederhaben.«

»Sie können sich ganz auf uns verlassen«, sagte der Pfleger.

»Im schlimmsten Falle sorgen wir dafür, daß Ihre Witwe alles bekommt.«

Ich überlegte gerade, ob ich wohl durchs Fenster flüchten könnte, da betrat Dr. Ward mit einigen seiner Studenten mein Zimmer.

»Ein Glück, daß Sie endlich da sind«, sagte ich.

»Sind die Schmerzen so schlimm?« fragte er.

»Ich habe überhaupt keine Schmerzen.«

Dr. Ward machte ein besorgtes Gesicht. »Wenn Sie keine Schmerzen haben, ist es sehr viel ernster, als wir dachten. Wo hat es denn ursprünglich wehgetan?«

»Es hat überhaupt nicht wehgetan.«

Dr. Ward nickte mitfühlend und wandte sich an seine Studenten. »Dieser Patiententyp ist besonders schwierig, weil er sich weigert, seine Krankheit zu akzeptieren. Wir werden ihn nie heilen können, wenn er von seinem Irrglauben, völlig gesund zu sein, nicht loskommt. Da er uns nicht sagen will, wo es ihm wehtut, werden wir operieren und selber nachsehen müssen.«

»Aber ich will nicht operiert werden.«

Dr. Ward nickte. »Wer will das schon? Aber ist es nicht besser, es jetzt herauszuholen als später?«

»Es gibt nichts herauszuholen. Bei mir ist alles in Ordnung.«

»Wenn das wahr wäre«, sagte Dr. Ward und machte sich einen Vermerk, »wären Sie nicht hier.«

Am nächsten Morgen rasierten sie mir die Haare auf der Brust und gaben mir kein Frühstück.

Zwei Pfleger erschienen und legten mich auf eine fahrbare Trage. Die Oberschwester ging neben mir her, ein Pfarrer bildete die Nachhut. Ich sah mich hilfesuchend um, aber niemand rührte einen Finger für mich.

Dann wurde ich in den OP gerollt. »Warten Sie«, sagte ich. »Ich muß Ihnen etwas sagen. Ich bin todkrank, aber ich bin in keiner Krankenversicherung. Ich kann nicht mal den Anästhesisten bezahlen.«

Der Anästhesist stellte das Ventil an seiner Maschine ab. »Und ich habe kein Geld für den Chirurgen«, sagte ich. Der Chirurg begann, seine Instrumente zusammenzupacken.

Dann sah ich die Oberschwester an. »Ich kann nicht mal das Zimmer zahlen.«

Ehe ich wußte, wie mir geschah, hatte ich wieder meine eigenen Sachen an und landete dank der tatkräftigen Nachhilfe der beiden Pfleger, die mich in den OP gerollt hatten, auf der Straße.

Ich ging noch einmal hinein, um mich zu erkundigen, in welchem Zimmer mein Freund lag, aber die Aufnahmeschwester bedachte mich mit einem eisigen Blick und sagte: »Lassen Sie sich in dieser Klinik nie wieder sehen. Sie sind ja krank.«

MICHAIL SOSTSCHENKO
Die Operation

Diese kleine betrübliche Geschichte ist dem Genossen Petjuschka Jastschikow passiert. Man sagt so leichthin: kleine Geschichte. Dabei hätte man beinahe einen Menschen getötet. Bei der Operation. Nun, ganz so schlimm war es auch wieder nicht. Und Petja ist auch gar nicht der Mann, der sich ohne weiteres umbringen läßt. Nein, so einer ist er gewiß nicht!

Aber, wie auch immer – diese dumme Geschichte ist ihm tatsächlich passiert.

Wiewohl sich, im Grunde genommen, nichts Betrübliches zugetragen hat. Der gute Mann hatte einfach falsch spekuliert. Einfach nicht richtig kombiniert.

Er kam zum erstenmal zu einer Operation und hatte noch keine Übung.

Petjuschka bekam nämlich ein Gerstenkorn. Das Oberlid an seinem rechten Auge schwoll an. Und nach drei Jahren war das Körnchen schier so groß wie 'ne Billardkugel.

Petja Jastschikow wanderte in die Klinik und geriet an eine Ärztin, eine junge, hübsche Person. Diese Doktorin sagt zu ihm: »Es steht in Ihrem Belieben: Wenn Sie wollen, können wir's rausschneiden. Wenn Sie nicht wollen, geht's auch so. Es ist ja keine tödliche Krankheit! Und manche Männer, die üblicherweise auf ihr Äußeres keinen allzugroßen Wert legen, gewöhnen sich mit der Zeit vollkommen an den Knopf vor dem Auge.« Jedoch um der Schönheit willen entschied sich Petjuschka zur Operation. Woraufhin die Doktorin ihn für den nächsten Tag zu sich in die Klinik bestellte.

Tags darauf wollte Petjuschka Jastschikow gleich nach der Arbeit zur Operation gehen. Aber dann überlegte er: Die Sache betrifft zwar nur das Auge, ist also äußerlich, und die Operation sozusagen auf keinen Fall innerlich. Aber – denkt er – womöglich lassen sie einen den Rock ausziehen ... Die Medizin – denkt er – ist eine rätselhafte Sache! Sollte man nicht doch lieber erst nach Hause laufen und ein sauberes Hemd anziehen ...

Also lief Petjuschka erst heim.

Der Hauptgrund: Weil die Ärztin jung und hübsch war! Ein bißchen aufspielen wollte sich Petjuschka vor ihr! Sozusagen: Wiewohl der Anzug nicht übermäßig prächtig ... dafür aber – bitte nur herzuschauen – ein peinlich sauberes weißes Hemd bester Qualität!

Mit einem Wort: Petja wollte auf alles gefaßt sein und sich nicht überrumpeln lassen.

Er lief also heim, zog ein sauberes Hemd an, rieb sich den Hals mit Benzin sauber, wusch die Hände unterm Wasserhahn, zwirbelte den Schnurrbart hoch, und – los ging's, in die Klinik.

Die Doktorin sagt: »Da ist der Operationstisch. Hier meine Lanzette. Gleich geht's an Ihr Gerstenkorn! Ziehen Sie nur Ihre Schuhe aus und legen Sie sich auf den Operationstisch!«

Darob geriet Petjuschka nicht wenig in Verwirrung.

Also das – denkt er – hätte ich nicht vermutet, daß man die Stiefel ausziehen muß. Das ist mir ja ein schöner Reinfall! Oje! – denkt er – meine Socken sind nicht sehr repräsentativ! Um keinen ärgeren Ausdruck zu gebrauchen!

Unaufgefordert zog Petjuschka Jastschikow seinen Kittel aus, um gewissermaßen die tiefer unten befindlichen Mängel auszugleichen.

Aber die Doktorin sagt: »Lassen Sie den Kittel nur ruhig an. Wir sind ja nicht im Hotel! Ziehen Sie nur die Stiefel aus.«

Petjuschka griff zögernd nach seinen Stiefeln.

»Genossin Doktor« – sagt er dann –, »ich wußte wirklich nicht, daß ich mich legen muß. Die Krankheit« – sagt er – »sitzt doch oben, am Auge! Wirklich« – sagt er –, »das hätte ich nicht vermutet! Das Hemd, Genossin Doktor, habe ich gewechselt, aber das andere, ich bitt' um Verzeihung! – die verschwitzten, löcherigen Socken habe ich anbehalten! Sie« – sagt er – »schauen bitte nicht darauf – bei der Operation. Nicht wahr?«

Die Ärztin, abgeklärt durch ihre höhere Bildung, sagt ihm: »Na, mach schon! Zeit ist Geld!« – Und kichert dabei durch die Zähne.

Und auf solche Weise operiert sie ihn. Schneidet und lacht dabei. Schaut auf seine Füße und verschluckt sich fast vor Lachen. Sogar die Hand zittert ihr.

Sie hätte ihn wahrhaftig leicht umbringen können – mit dieser zitternden Hand.

Darf man denn ein wertvolles Menschenleben einer solchen Gefahr aussetzen?

Die Operation ist übrigens ganz ausgezeichnet gelungen. Und Petjuschkas Augenlid hat jetzt kein Gerstenkorn mehr.

THOMAS MANN
Frau Oberin

Ein schwerer Schnupfen schien im Anzuge, er saß ihm in der Stirnhöhle und drückte, das Zäpfchen im Halse war weh und wund, die Luft ging ihm nicht wie sonst durch den von der Natur hierzu vorgesehenen Kanal, sondern strich kalt, behindert und Hustenkrampf unaufhörlich erregend hindurch; seine Stimme hatte über Nacht die Klangfarbe eines dumpfen und wie von starken Getränken verbrannten Basses angenommen, und seiner Aussage nach hatte er in eben dieser Nacht kein Auge zugetan, da eine erstickende Trockenheit des Schlundes ihn je und je hatte vom Kissen auffahren lassen.

»Höchst ärgerlich«, sagte Joachim, »ist das und beinahe peinlich. Erkältungen, mußt du wissen, sind hier nicht reçus, man leugnet sie, sie kommen offiziell bei der großen Lufttrockenheit nicht vor, und als Patient würde man übel anlaufen bei Behrens, wenn man sich erkältet melden wollte. Aber bei dir ist es ja etwas anderes, du hast am Ende das Recht dazu. Es wäre doch gut, wenn wir den Katarrh noch abschneiden könnten, im Flachlande kennt man ja Praktiken, hier aber – ich zweifle, ob man sich hier genügend dafür interessieren wird. Krank soll man hier lieber nicht werden, es kümmert sich niemand darum. Das ist eine alte Lehre, du erfährst es nun auch noch zu guter Letzt. Als ich ankam, war hier eine Dame, die hielt sich die ganze Woche ihr Ohr und jammerte über Schmerzen, und schließlich sah Behrens es an. ›Sie können ganz beruhigt sein‹, sagt' er, ›tuberkulös ist es nicht.‹ Dabei hatte es sein Bewenden. Ja, wir müssen sehn, was sich tun läßt. Ich werde es morgen früh dem Bademeister sagen, wenn er zu mir kommt. Das ist der Dienstweg, und er wird es schon weitergeben, so daß dann doch vielleicht etwas für dich geschieht.«

So Joachim; und der Dienstweg bewährte sich. Schon als Hans Castorp am Freitag von der Morgenmotion in sein Zimmer zurückkehrte, klopfte es bei ihm, und es ergab sich für ihn die persönliche Bekanntschaft mit dem Fräulein von Mylendonk oder der ›Frau Oberin‹, wie sie genannt wurde, – bisher hatte er die offenbar Vielbeschäftigte immer nur von weitem erblickt, wie sie, aus einem Krankenzimmer kommend, den Korridor überquerte, um in ein gegenüberliegendes einzutreten, oder sie flüchtig im Speisesaal auftauchen sehen und ihre quäkende Stimme vernommen. Nun also galt ihm selbst ihr Besuch; durch seinen Katarrh herbeigezogen, klopfte sie knöchern hart und kurz an seine Stubentür und trat ein, fast bevor er Herein gesagt, indem sie sich auf der Schwelle noch einmal zurückbeugte, um sich der Zimmernummer gewiß zu machen.

»Vierunddreißig«, quäkte sie ungedämpft. »Es stimmt. Menschenskind, on me dit, que vous avez pris froid, I hear, you have caught a cold, Wy, kaschetsja, prostudilisj, ich höre, Sie sind erkältet? Wie soll ich reden mit Ihnen? Deutsch, ich sehe schon. Ach, der Besuch vom jungen Ziemßen, ich sehe schon. Ich muß in den Operationssaal. Da ist einer, der wird chloroformiert und hat Bohnensalat gegessen. Wenn man seine Augen nicht überall hat ... Und Sie, Menschenskind, wollen sich hier erkältet haben?«

Hans Castorp war verblüfft über diese Redeweise einer altadligen Dame. Während sie sprach, ging sie über ihre eigenen Worte hinweg, indem sie unruhig, in rollender, schleifenförmiger Bewegung den Kopf mit suchend erhobener Nase hin und her wandte, wie Raubtiere im Käfig tun, und ihre sommersprossige Rechte, leicht geschlossen und den Daumen nach oben, vor sich im Handgelenk schlenkerte, als wollte sie sagen: ›Rasch, rasch, rasch! Hören Sie nicht auf das, was ich sage, sondern reden Sie selbst, daß ich fortkomme!‹ Sie war eine Vierzigerin, kümmerlichen Wuchses, ohne Formen, angetan mit einem weißen, gegürteten, klinischen Schürzenkleid, auf dessen Brust ein Granatkreuz lag. Unter ihrer Schwesternhaube kam spärliches rötliches Haar hervor, ihre wasserblauen, entzündeten Augen, an deren einem zum Überfluß ein in der Entwicklung sehr weit vorgeschrittenes Gerstenkorn saß, waren unsteten Blicks, die Nase aufgeworfen, der Mund froschmäßig, außerdem mit schief vorstehender Unterlippe, die sie beim Sprechen schaufelnd bewegte. Indessen Hans Castorp betrachtete sie mit all der bescheiden duldsamen und vertrauensvollen Menschenfreundlichkeit, die ihm angeboren war.

»Was ist denn das für eine Erkältung, he?« fragte die Oberin wieder, indem sie ihre Augen durchdringend zu machen suchte, was aber nicht gelang, da sie abschweiften. »Wir lieben solche Erkältungen nicht. Sind Sie öfter erkältet? War Ihr Vetter nicht auch so oft erkältet? Wie alt sind Sie denn? Vierundzwanzig? Das Alter hat's in sich. Und nun kommen Sie hier herauf und sind erkältet? Wir sollten hier nicht von ›Erkältung‹ reden, geehrtes Menschenskind, das ist so ein Schnickschnack von unten.« (Das Wort »Schnickschnack« nahm sich ganz abscheulich und abenteuerlich aus in ihrem Munde, wie sie es mit der Unterlippe schaufelnd hervorbrachte.) »Sie haben den wunderschönsten Katarrh der Luftwege, das gebe ich zu, das sieht man Ihnen an den Augen an. –« (Und wieder machte sie den sonderbaren Versuch, ihm durchdringend in die Augen zu blicken, ohne daß es ihr recht gelingen wollte.) »Aber Katarrhe kommen nicht von der Kälte, sondern sie kommen von einer Infektion, für die man aufnahmelustig war, und es fragt sich nur, ob eine unschuldige Infektion vorliegt oder eine weniger unschuldige, alles andere ist Schnickschnack.« (Schon wieder das schauderhafte »Schnickschnack«!) »Ist ja möglich, daß Ihre Aufnahmelustigkeit mehr zum Harmlosen neigt«, sagte sie und sah ihn an mit ihrem vorgeschrittenen Gerstenkorn, er wußte nicht, wie. »Hier haben Sie ein harmloses Antiseptikum. Wird Ihnen möglicherweise guttun.« Und sie holte aus der schwarzen Ledertasche, die ihr am Gürtel hing, ein Päckchen hervor, das sie auf den Tisch stellte. Es war Formamint. »Übrigens sehen Sie angeregt aus; als ob Sie Hitze hätten.« Und sie ließ nicht ab, ihm in das Gesicht zu blicken, aber immer mit etwas beiseite gehenden Augen. »Haben Sie sich gemessen?«

Er verneinte.

»Warum nicht?« fragte sie und ließ ihre schräg vorgeschobene Unterlippe in der Luft stehen ...

Er verstummte. Der Gute war noch so jung, er hatte sich noch das Verstummen des Schuljungen bewahrt, der in der Bank steht, nichts weiß und schweigt.

»Messen Sie sich etwa überhaupt nie?«

»Doch, Frau Oberin. Wenn ich Fieber habe.«

»Menschenskind, man mißt sich in erster Linie, um zu sehen, *ob* man Fieber hat. Und jetzt haben Sie Ihrer Meinung nach keins?«

»Ich weiß nicht recht, Frau Oberin; ich kann es nicht recht unterscheiden. Ein bißchen heiß und frostig bin ich schon seit meiner Ankunft hier oben.«

»Aha. Und wo haben Sie Ihr Thermometer?«

»Ich habe keins bei mir, Frau Oberin. Wozu, ich bin ja nur zu Besuch hier, ich bin gesund.«

»Schnickschnack! Haben Sie mich gerufen, weil Sie gesund sind?«

»Nein«, lachte er höflich, »Sondern weil ich mich etwas –«

» – erkältet habe. Solche Erkältungen sind uns schon öfter vorgekommen. Hier!« sagte sie und kramte wieder in ihrer Tasche, um zwei längliche Lederetuis zum Vorschein zu bringen, ein schwarzes und ein rotes, die sie ebenfalls auf den Tisch legte. »Dieses hier kostet drei Franken fünfzig und das hier fünf Franken. Besser fahren Sie natürlich mit dem zu fünf. Das ist etwas fürs Leben, wenn Sie ordentlich damit umgehen.«

Er nahm lächelnd das rote Etui vom Tisch und öffnete es. Schmuck wie ein Geschmeide lag das gläserne Gerät in die genau nach seiner Figur ausgesparte Vertiefung der roten Samtpolsterung gebettet. Die ganzen Grade waren mit roten, die Zehntelgrade mit schwarzen Strichen markiert. Die Bezifferung war rot, der untere, verjüngte Teil mit spiegelig glänzendem Quecksilber gefüllt. Die Säule stand tief und kühl, weit unter dem Normalgrade tierischer Wärme.

Hans Castorp wußte, was er sich und seinem Ansehen schuldig war.

»Ich nehme dieses«, sagte er, ohne dem anderen nur Beachtung zu schenken. »Das hier zu fünf. Darf ich Ihnen sofort . . .«

»Abgemacht!« quäkte die Oberin. »Nur nicht knausern bei wichtigen Anschaffungen! Eilt nicht, es kommt auf die Rechnung. Geben Sie her, wir wollen es erst noch recht klein machen, ganz hinunterjagen – so.« Und sie nahm ihm das Thermometer aus der Hand, stieß es wiederholt in die Luft und trieb so das Quecksilber noch tiefer, bis unter 35 hinab. »Wird schon steigen, wird schon emporwandern, der Merkurius!« sagte sie. »Hier haben Sie Ihre Erwerbung! Sie wissen doch wohl, wie es gemacht wird bei uns? Unter die werte Zunge damit, auf sieben Minuten, viermal am Tag, und gut die geschätzten Lippen drum schließen. Adieu,

Menschenskind! Wünsche gute Ergebnisse!« Und sie war aus dem Zimmer.

Hans Castorp, der sich verbeugt hatte, stand am Tische und sah auf die Tür, durch die sie verschwunden war, und auf das Instrument, das sie zurückgelassen. ›Das war nun die Oberin von Mylendonk‹, dachte er.

ERNST PENZOLDT
Besuch

Es scheint sich allmählich herumgesprochen zu haben, daß ich krank bin. Es vergeht kaum ein Tag ohne lieben Besuch.

Um es vorwegzunehmen: Nicht alle Menschen eignen sich dazu. Es gibt solche, die im gesunden Verkehr wohl auszuhalten sind, im Krankenzimmer aber kann man sie nicht vertragen. Manchmal wird es fast ein wenig viel.

Die Diätetik des Kranken erfordert es, manche Menschen nur in kleinsten Dosen zu genießen, besonders solche mit einer aufreizenden Gesundheit. Aber er weiß es auch zu schätzen, wenn die schöne Frau, die sich nach ihm umsieht, eigens für diesen Krankenbesuch ihr neues kornblumenblaues Kleid angelegt hat. Denn der Anblick eines schönen Menschen ist immer wohltuend und heilsam für den Patienten.

Besuche, die von der Krankheit möglichst wenig Notiz nehmen, sind dem Patienten am zuträglichsten. Mit großer Vorsicht zu genießen sind die Bedauerer – manche Menschen mögen das freilich gern – und die, die mit besorgter Betulichkeit einen unausgesetzt pflegen und einem Kissen ins Kreuz stopfen wollen, ja womöglich in einer Kleinkindersprache mit einem reden oder, auch Ärzte tun das zuweilen, ständig Verniedlichungsformen gebrauchen. »Was macht das Mägelchen?« fragen sie und sprechen dauernd vom lieben Bäuchlein, vom Wehwehchen, Bettchen, Süppchen, Eichen und gar vom Popochen. Gefährlich sind die wohlmeinend Besorgten, deren Hauptbestreben es ist, das Vertrauen des Patienten in die Verordnungen seines Arztes langsam, aber sicher zu untergraben. Sie haben meist selber genau das gleiche Leiden gehabt, ihr Arzt hat ihnen nur noch ein Jahr zu leben gegeben, oder sie sind auf den Tod gelegen und völlig aufgegeben gewesen. Dennoch sind sie, freilich auf eine wesentlich andere Weise, glücklich geheilt worden. Wenn es nach ihnen ginge, brauchte ich überhaupt keinen Arzt.

Meist sind es Selbstkurierer, oder sie sind nur dadurch davongekommen, daß sie die schädlichen Anordnungen ihres Doktors einfach nicht befolgten. Der erfahrene Patient lächelt dazu. Er kennt die mythosbildende Kraft des Leidens, er kennt die Krankheitslegenden und weiß, daß jeder Mensch von Hause aus ein unverbesserlicher Kurpfuscher ist. Beschämend für den Patienten ist es, wenn der Besucher kränker ist als er.

Natürlich sind gesundheitsschädliche Gespräche, etwa über Geldangelegenheiten, Politik und dergleichen, am Krankenbette tunlichst zu vermeiden.

Wenn die Besucher seltener werden, ist es ein sicheres Vorzeichen der beginnenden Genesung.

Es sind nur wenige, auf die ich mich von Herzen freue: die, mit denen man auch einmal zusammen schweigen kann, deren bloße Gegenwart genügt, um zu beglücken. Die Absichtslosen und Unaufdringlichen gehören dazu. Im übrigen gibt einem die horizontale Lage ein besonderes Ansehen, ja eine gewisse Überlegenheit, die der ähnelt, die ein Amerikareisender hat, wenn er sich über die Reling lehnt und zu den Zurückbleibenden spricht.

Manche Menschen sind einem Kranken gegenüber aufgeschlossener als vor Gesunden. Sie vertrauen ihm ihre zartesten Geheimnisse an, als verfüge er über eine nähere Verbindung zum Jenseits oder habe doch gewisse Einsichten, die dem Gesunden mangeln. Einem Todgeweihten vollends wird man getrost alles sagen können, was man auf dem Herzen hat, und seinem Rate mehr vertrauen als einem Lebenden, weil ihm die Nähe des Todes die Gabe der Weissagung verleiht, weil er Dinge schaut, die dem Gesunden unsichtbar sind. Auch meine Kinder besuchen mich. Sie sitzen nebeneinander auf dem Diwan, machen verständnisinnige Gesichter und denken sich im stillen ihr Teil. Ich habe sie im Verdacht, daß sie meinen Zustand nicht recht ernst nehmen. Sie lächeln. Sie erinnern sich eigener Krankheiten und scheinen der Meinung zu sein, daß ich es, wie sie, zu genießen verstehe, einmal eine Weile die Schule des Lebens schwänzen zu dürfen.

GEORGE BERNARD SHAW
Ein Interessenkonflikt

Es ist nicht die Schuld unserer Ärzte, daß die medizinische Behandlung der bürgerlichen Gesellschaft, wie sie gegenwärtig geübt wird, ein mörderischer Unsinn ist. Wenn eine gesunde Nation, die beobachtet hat, daß man für den Bedarf an Brot vorsorgen kann, indem man Bäckern ein pekuniäres Interesse am Backen einräumt, einem Chirurgen ein pekuniäres Interesse daran einräumt, einem das Bein zu amputieren, so genügt diese Tatsache vollauf, um einen an der erwarteten Menschenfreundlichkeit verzweifeln zu lassen. Aber genau das haben wir getan. Und je entsetzlicher die Verstümmelung ist, desto mehr bezahlen wir dem Verstümmler. Wer die ins Fleisch wachsenden Fußnägel in Ordnung bringt, bekommt ein paar Shilling. Wer einem die

Eingeweide herausschneidet, bekommt Hunderte von Pfunden, es sei denn, er praktiziere zur Übung an einem armen Menschen.

Empörte Stimmen murmeln, daß diese Operationen nötig seien. Möglich. Es mag auch nötig sein, einen Mann zu hängen oder ein Haus niederzureißen, doch wir hüten uns wohl, den Henker und den Demolierer über die Notwendigkeit *entscheiden* zu lassen. Täten wir das, so wäre keines Menschen Genick, keines Menschen Stellung in Sicherheit. Den Arzt aber lassen wir darüber entscheiden, und, er wird sechs Pence, ja sogar mehrere hundert Pfund verlieren, wenn er entscheidet, daß die Operation nicht nötig sei. Ich kann mir das Schienbein nicht ernstlich verletzen, ohne einem Chirurgen die schwere, an sich selbst gerichtete Frage aufzudrängen: Wäre mir nicht ein Packen Geld nützlicher als diesem Menschen sein Bein? Könnte er nicht ebensogut mit *einem* Bein schreiben oder sogar besser als mit zweien? Und das Geld käme mir gerade jetzt so außerordentlich gelegen. Meine Frau – meine lieben Kleinen – das Bein kann ja auch brandig werden – es ist immer sicherer zu operieren – in vierzehn Tagen wird er gesund sein – künstliche Beine werden jetzt so gut gemacht, daß sie wirklich besser taugen als die natürlichen – alles entwickelt sich hin zur Motorisierung, zur Beinlosigkeit usw. usw.

Es gibt aber keine Berechnung, die ein Ingenieur mit Bezug auf das Verhalten eines Balkens unter einem Druck oder ein Astronom mit Bezug auf die Wiederkehr eines Kometen anstellen könnte und die sicherer stimmen würde als die Berechnung, daß wir unter solchen Umständen unnötigerweise nach allen Richtungen von Chirurgen, die Operationen für nötig halten, nur weil sie sie auszuführen wünschen, unserer Gliedmaßen beraubt werden. Der figürliche Vorgang, den man »den reichen Mann zur Ader lassen« nennt, wird täglich nicht nur figürlich, sondern wörtlich von Chirurgen geübt, die genauso anständige Menschen sind wie die meisten von uns. Was ist denn schließlich Unrechtes dabei? Der Chirurg braucht ja dem reichen Manne (oder der reichen Frau) nicht gerade das Bein oder den Arm abzunehmen, er kann den Blinddarm oder die Gaumenmandeln entfernen, und der Patient wird sich nach vierzehntägiger Bettruhe gar nicht schlechter fühlen, während die Krankenpflegerin, der Hausarzt, der Apotheker und der Chirurg sich sehr viel besser befinden werden.

Des Menschen Pille ist sein Himmelreich

KARL VALENTIN
In der Apotheke

(Ladenglocke)

v.: Guten Tag, Herr Apotheker!

A.: Guten Tag, mein Herr, Sie wünschen?

v.: Ja, das ist schwer zu sagen.

A.: Hahaha, gewiss ein lateinisches Wort?

v.: Nein, nein, vergessen hab ich's.

A.: Na ja, da kommen wir schon drauf, haben Sie kein Rezept?

v.: Nein!

A.: Was fehlt Ihnen denn eigentlich?

v.: Nun ja, das Rezept fehlt mir.

A.: Nein, ich meine: Sind Sie krank?

v.: Wie kommen Sie denn auf so eine Idee, schau ich krank aus?

A.: Nein, ich meine, gehört die Medizin für Sie oder für eine andere Person?

v.: Nein, für mein Kind.

A.: Ach so, für Ihr Kind. Also, das Kind ist krank. Was fehlt denn dem Kind?

v.: Dem Kind fehlt die Mutter.

A.: Ach, das Kind hat keine Mutter?

v.: Schon, aber nicht die richtige Mutter.

A.: Ach so, das Kind hat eine Stiefmutter.

v.: Ja ja, leider, die Mutter ist nur stief statt richtig, und deshalb muss sich das Kind erkältet haben.

A.: Hustet das Kind?

v.: Nein, es schreit nur.

A.: Vielleicht hat es Schmerzen?

v.: Möglich, aber e[s] ist schwer. Das Kind sagt nicht, wo es ihm weh tut. Die Stiefmutter und ich geben uns die grösste Mühe. Heut hab ich zu dem Kind gsagt, wenn Du schön sagst, wo es Dir weh tut, kriegst Du später mal ein schönes Motorrad.

A.: Und?

v.: Das Kind sagt es nicht, es ist so verstockt.

A.: Wie alt ist denn das Kind?

v.: 6 Monate alt.

A.: Na, mit 6 Monaten kann doch ein Kind noch nicht sprechen.

v.: Das nicht, aber deuten könnte es doch, wo es die Schmerzen hat, wenn schon ein Kind so schreien kann, dann könnts auch deuten, damit man weiss, wo der Krankheitsherd steckt.

A.: Hat's vielleicht die Finger immer im Mund stecken?

v.: Ja, stimmt!

A.: Dann kriegt es schon die ersten Zähne.

v.: Von wem?

A.: Na ja, von der Natur.

v.: Von der Natur, das kann schon sein, da brauchts aber doch net schrein, denn wenn man was kriegt, schreit man doch nicht, dann freut man sich doch. Nein, nein, das Kind ist krank und meine Frau hat gsagt: Geh in d'Apothekn und hol einen – – –?

A.: Kamillentee?

v.: Nein, zum Trinken ghörts nicht.

A.: Vielleicht hats Würmer, das Kind.

v.: Nein, nein, die tät man ja sehn.

A.: Nein, ich mein innen.

v.: Ja so, innen, da haben wir noch nicht reingschaut.

A.: Ja, mein lieber Herr, das ist eine schwierige Sache für einen Apotheker, wenn er nicht erfährt, was der Kunde will!

v.: D'Frau hat gsagt, wenn ich den Namen nicht mehr
weiss, dann soll ich an schönen Gruss vom Kind ausrichten, ah, von der Frau vielmehr, und das Kind kann nicht
schlafen, weils immer so unruhig ist.
A.: Unruhig? Da nehmen Sie eben ein Beruhigungsmittel.
Am besten vielleicht: Isopropilprophe[n]ilbarbitursaure-
sphenildimethildim[e]thylaminophirazolon.
v.: Was sagn S'?
A.: Isopropil . . . .
v.: Wie heisst dös?
A.: Isopropil . . . .
v.: Jaaaa! Dös is! So einfach, und man kann sichs doch
nicht merken!

KARL JULIUS WEBER
Vom Einfluß des Lachens

Der berühmte Arzt Sydenham behauptete, daß die Ankunft
eines Hanswurstes in einem Städtchen noch einmal so viel
wert sei als die Ankunft von zwanzig mit Medikamenten
beladenen Eseln! Er sollte wenigstens stets im Gefolge des
Steuereinnehmers sein.

Lachen stärkt durch seine heilsamen Bewegungen die Lebenskraft, vorzüglich die Werkzeuge der Verdauung, und ist
das beste Dessert, das uns manche Weisheit des Hausarztes
glücklich erspart, der mit Heiterkeit gewiß mehr ausrichtet
als mit der Bürste, womit er etwa die Fußsohlen der Kranken kitzelt, statt des Zwerchfells, was mir nebenbei so grob
scheint als die alten Hofnarrenspäße. [. . .]

Das Lachen wirkt wie Niesen, Husten und Erbrechen, nur
angenehmer. Ein Landedelmann ließ die Schulkinder vor
sein Bett kommen und beten, eines davon betete gar andäch-
tig aus einem Zeitungsblatt, der Edelmann mußte sich –

gesund lachen und ließ den frühreifen Zeitungsleser studieren. So genas ein schwer auf der Brust verwundeter Offizier, dessen Freunde um sein Bett saßen und aus Langeweile den jüngsten unter ihnen, der schlief, mit der Schwärze der Lichtputze bemalten – der Kranke lachte und gab drei Pfund Blut lachend von sich. Gleim las dem in einem Duell verwundeten Kleist sein Liedchen vor:

> Tod! Kannst du dich auch verlieben?
> Warum holst du denn mein Mädchen?
> Mit den Zähnen ohne Lippen
> Kannst du es ja doch nicht küssen!

Dieser lachte darüber laut auf, eine Pulsader sprang und der Wundarzt erklärte, daß dies ein wahres Glück sei. So ließ sich Born, auf den Wunsch der Maria Theresia, mit allen Sakramenten versehen, bald darauf kam ein Mohr, um sich nach seinem Befinden zu erkundigen; Borns Schwester, die den Bruder Freimaurer wohl kannte, rief: »Herr Jesus! holt ihn der Teufel doch noch!« Born lachte und genas.

Nichts hat so großen Einfluß auf das Absonderungs- und Ausleerungsgeschäft und auf die Ökonomie des Unterleibs a priori und posteriori als das Lachen. Eine alte Dame hatte nur dann Öffnung, wenn sie recht gelacht hatte, wie manche, wenn sie ihre Pfeife geraucht haben. Lachen heilt Magenschmerzen, Milzsucht und Blähungen aller Art, physische und moralische, und ist das unschuldigste unter allen Mitteln, die den Urin treiben. Sehr oft habe ich mich nach einem lustigen Theaterstück mit doppelter Eßlust zum Abendtisch gesetzt, den ich sonst leicht missen kann, und offenbar können Weiber, der Gesundheit unbeschadet, länger sitzen als Männer, weil sie mehr lachen als Männer. Lachen und ein gut Glas Wein ist besser, als alle species laetificantes der alten Ärzte, die Gellius aufzählt, und Stedman in

Surinam entging allen Krankheiten, die seine Soldaten dahin rafften, durch muntere Laune, Baden, Singen, Lachen und – Gott verzeihe mir, setzte er hinzu, durch Fluchen. Demokrit soll durch Honiggeruch sein Leben verlängert haben, was ich figürlich nehme, d. h. durch Lachen; Honig ist das Bild des Lachens, wie Essig das des Weinens.

FRIEDRICH RÜCKERT
Der Apotheker

Kam ein alter, rost'ger,
Kalter, frost'ger,
Dürrer, eingeschrumpfter,
Abgestumpfter,
Arzeneienschmecker,
Gläserlecker,
Apotheker, langsam,
Mühvoll-gangsam,
Durch den Garten schleichend,
Und sah keuchend
Bäum' und Pflanzenarten
An im Garten,
Um die Eigenschaften,
Die da haften
An den schönen Sachen.
Auszumachen:
Was für blöde Augen
Möchte taugen?
Was für Ohrenklingen
Anzubringen?
Und was auszuwittern
Wider's Zittern?
Was die Gicht in Fingern

Möchte ringern,
Und was die in Füßen
Auch versüßen?
Was für Gliederreißen
Gut zu heißen?
Was das Lungenkeuchen
Möchte scheuchen?
Wider Magendrücken
Was zu pflücken?
Wider Seitenstechen
Was zu brechen?
Und was auszurupfen
Wider'n Schnupfen?
Woraus Thee zu kochen
Zur Sechs Wochen?
Nüchtern was zu kauen
Zum Verdauen?
Was sich ließ im stillen
Drehn zu Pillen,
Oder was verbergen
In Latwergen?
Was da zu bestimmen
Zum Bauchgrimmen,
Und was zu vereinigen
Zum Blutreinigen?
Was zusammenzuscharren
Zu Kartarrhen?
Als so weit beklommen
Er so weit gekommen,
Sah ich Bäume wanken
Wie die Kranken,
Daß von welken Stielen
Blätter fielen
Und am Boden klebten,

Gleich Rezepten.
Als fortfuhr das Mustern,
Ward zu Hustern
Aller Nachtigallen
Liederschallen;
Und die Rosenhecken
All' vor Schrecken
Wurden leichenfarber
Als Rhabarber.

ERICH KÄSTNER
Brief aus einem Herzbad

Wie geht es Dir? Es ist schon reichlich spät.
Der Doktor fände sicher, daß es schadet.
Das Pferd von Droschke 7, heißt es, badet,
und selbst die Hunde leben hier diät.

Sogar der Luft entzieht man Koffein!
Das Atmen wird dadurch fast ungefährlich.
Es ist ja leider noch nicht ganz entbehrlich.
Wie einfach mir das Atmen früher schien.

Seit gestern nehm ich zwölfmal täglich ein.
Nichts einzunehmen wäre das Verkehrtste.
Hier nehmen alle ein. Sogar die Ärzte!
Der eine soll so reich wie Morgan sein.

Das Schönste sind die kohlensauren Bäder.
Zehntausend Perlen sitzen auf der Haut.
Man ähnelt einer Wiese, wenn es taut.
Kann sein, es nützt. Das merkt man erst viel später.

Ich inhaliere auch. Das ist gesund.
Da sitzen Herren, meistens hochbejahrt,
mit Kinderlätzchen vor dem Rauschebart
und Porzellanzigarren fesch im Mund.

Des weiteren mach ich die Brunnenkur.
Das Wasser schmeckt wie Hering mit Lakritzen.
Dann bleibt man, wie vom Blitz erschlagen, sitzen,
und die Kapelle schwelgt im »Troubadour«.

Wer da nicht krank wird, darf für trotzig gelten.
Der Doktor Barthel untersucht mich oft,
weil er noch dies und das zu finden hofft.
Er ist der Chef. Wir sind die Angestellten.

Ich sehne mich nach einem Glase Bier.
Nach Dir natürlich auch. Doch ich muß baden.
Kneif Dich, in meinem Auftrag, in die Waden.
Was war denn noch? Ja so: Wie geht es Dir?

HEINZ ERHARDT
Rezept

Besitzt du Senkfüße, schluck Pillen,
und du bist platt: sie helfen gleich!

Auch gegen sonstige Bazillen
gebrauch nicht Fenchel und Kamillen!
Vergiß das Zeugs um Himmelswillen!

Des Menschen *Pille* ist sein Himmelreich!

Alles für die Gesundheit

FRANCIS BACON
Über die Pflege der Gesundheit

Es liegt eine über ärztliche Vorschriften erhabene Weisheit darin, daß die eigene Beobachtung dessen, was einem dienlich und was schädlich sei, die beste Arznei zur Erhaltung der Gesundheit ist. Jedoch ist die Schlußfolgerung richtiger, zu sagen: »Dies bekommt mir nicht, deshalb will ich es aufgeben«, als zu sagen: »Ich habe keinen Schaden bemerkt, folglich darf ich mich dessen bedienen.« Denn die gute Natur hilft in der Jugend über manche Ausschweifungen hinweg, an denen ein Mann bis zu seinem Alter abzahlen muß. Merke wohl auf das Kommen der Jahre und denke nicht, deine Lebensweise könnte stets dieselbe bleiben. Denn gegen das Alter läßt sich nicht ankämpfen. Hüte dich vor plötzlichem Wechsel in irgendeinem wesentlichen Punkt deiner Lebensweise, und sollte die Notwendigkeit es erheischen, so richte auch alles übrige danach ein. Denn es ist ein Geheimnis sowohl der Natur wie des Staates, daß es sicherer ist vieles zu ändern als etwas Einzelnes. Überprüfe deine Gewohnheiten im Essen, im Schlafen, in der körperlichen Bewegung, Kleidung und so fort, und versuche, alles, was dir schädlich dünkt, nach und nach aufzugeben; jedoch so, daß du wieder darauf zurückkommst, sobald du irgendwelche Beschwerden danach verspürst; denn es ist schwer, das im allgemeinen für gut und heilsam Erachtete von dem zu unterscheiden, was im besonderen Falle gut und deinem eigenen Körper zuträglich ist. In den Stunden der Mahlzeit, des Schlafes und der körperlichen Bewegung sorglos und heiter gestimmt zu sein, ist eine der besten Regeln für langes Leben. Was Leidenschaften und geistige Anstrengungen betrifft, so vermeide Neid, ängstliche Befürchtungen, verbissenen Zorn, gar zu heikle und verwickelte Untersuchungen, unmäßige Freude und Ausgelassenheit, geheime Bedrücktheit. Gib dich Hoffnungen hin, der Heiterkeit lieber als der Freude, der Mannigfaltigkeit in Vergnügungen lieber als der Übersättigung; dem Staunen und der Bewunderung, also allem Neuen, den Studien, die den Geist mit kostbaren und erhabenen Gegenständen erfüllen, wie Geschichte, Dichtung und Naturbetrachtungen. Entsagst du in gesunden Zeiten gänzlich allen Arzneimitteln, so wird dein Körper sie überhaupt nicht annehmen; wenn du ihrer bedarfst; machst du dich mit ihnen allzu vertraut, so werden sie beim Eintritt einer Krankheit keine außergewöhnliche Wirkung hervorbringen. Ich empfehle viel eher eine bestimmte Kost für gewisse Jahreszeiten, als häufigen Genuß von Arzneien, wenn er nicht bereits zur Gewohnheit geworden ist. Denn solche Kostkuren bewirken mehr eine Veränderung als eine Schädigung im Körper. Übersieh nichts Auffälliges an deinem Körper, sondern hole ärztlichen Rat darüber ein. Bist du krank, so denke vornehmlich an deine Gesundheit, bist du aber gesund, an Betätigung. Denn diejenigen, die in gesunden Tagen ihren Körper durch Anstrengungen stählen, können in den meisten nicht sehr bösartigen Krankheiten durch bloße Diät und Pflege geheilt werden. Celsus würde es nicht gewagt haben, als Arzt so zu sprechen, wenn er nicht zugleich auch ein weiser Mann gewesen wäre, wenn er nämlich als eine der wichtigsten Gesundheits- und Lebensregeln die Abwechslung und Anwendung von Gegensätzlichem bezeichnet, allerdings mit Bevorzugung des angenehmeren Extrems. Mit andern Worten: faste und iß dich abwechselnd satt, aber iß dich lieber öfter satt; wache und schlafe abwechselnd, aber schlafe mehr; sitze und bewege dich, aber bewege dich häufiger und ähnliches. Auf diese Weise wird der Körper gepflegt und doch gestählt. Manche Ärzte sind so nachgiebig und den Launen des Patienten so gefügig, daß sie die gründliche Heilung einer Krankheit nicht mit Strenge durchführen, und wieder andere sind so genau in der vorschriftsmäßigen Behandlung der Krankheit, daß sie den Zustand des Leidenden nicht genugsam berücksichtigen. Wähle dir einen Arzt, der den Mittelweg einschlägt; aber kannst du das nicht bei einem einzigen Manne antreffen, so nimm dir zwei, von jeder Sorte einen, und wende dich ja an den, der sowohl dich am besten kennt als in seinem Fach den größten Ruf genießt.

CHRISTOPH WILHELM HUFELAND
Der tägliche Luftgenuß

Wenn ich das Physische des Menschen betrachte, sagt der große König *Friedrich*, so kommt es mir vor, als hätte uns die Natur mehr zu Postillons, als zu sitzenden Gelehrten geschaffen. Und gewiß, ungeachtet der Ausdruck etwas stark ist, so hat er doch viel Wahres. Der Mensch ist und bleibt ein Mittelgeschöpf, das immer zwischen Tier und Engel schwankt, und so sehr er seiner höheren Bestimmung untreu werden würde, wenn er bloß Tier bliebe, ebenso sehr versündigt er sich an seiner jetzigen, wenn er bloß Geist sein, bloß denken und empfinden will. Er muß durchaus die tierischen und geistigen Kräfte in gleichem Grade üben, wenn er seine Bestimmung vollkommen erreichen will, und besonders ist dies in Absicht der Dauer seines Lebens von der äußersten Wichtigkeit. Harmonie der Bewegung ist die Hauptgrundlage, worauf Gesundheit, gleichförmige Restauration und Dauer des Körpers beruht, und diese kann schlechterdings nicht stattfinden, wenn wir bloß denken und sitzen. Der Trieb zur körperlichen Bewegung ist dem Menschen ebenso natürlich, wie der Trieb zum Essen und

Trinken. Man sehe ein Kind an: Stille sitzen ist ihm die größte Pein. Und gewiß, die Gabe, tagelang zu sitzen und nicht mehr den geringsten Trieb zur Bewegung zu fühlen, ist schon ein wahrhaft unnatürlicher und kranker Zustand. Die Erfahrung lehrt, daß diejenigen Menschen am ältesten wurden, welche anhaltende und starke Bewegung, und zwar in freier Luft hatten.

Ich halte es daher für eine unumgänglich nötige Bedingung zum langen Leben, sich täglich wenigstens eine Stunde Bewegung im Freien zu machen. Die gesundeste Zeit ist vor dem Essen oder 3-4 Stunden nachher. Bewegung mit vollem Magen ist schädlich, ja sie kann, wenn sie sehr stark und der Magen sehr angefüllt ist, gefährlich werden. [...]

Man muß sich durchaus den Genuß einer reinen freien Luft als eine ebenso notwendige Nahrung unsres Wesens denken, wie Essen und Trinken. Reine Luft ist ebenso gewiß das größte Erhaltungs- und Stärkungsmittel unsres Lebens, als eingeschlossene verdorbene Luft das feinste und tödlichste Gift ist.

Hieraus fließen folgende praktische Lebensregeln:

Man lasse keinen Tag hingehen, ohne außerhalb der Stadt freie reine Luft genossen zu haben. Man sehe das Spazierengehen ja nicht bloß als Bewegung an, sondern vorzüglich als den Genuß der reinsten Lebensnahrung, welcher besonders Menschen, die in Zimmern zu wohnen pflegen, ganz unentbehrlich ist. Außer diesem Nutzen wird man noch den haben, daß man sich durch diesen täglichen Luftgenuß beständig in Bekanntschaft und Familiarität mit der freien Luft erhält. Und dadurch sichert man sich vor einem der größten Übel der jetzigen Menschheit, der *zu großen Empfindlichkeit gegen alle Eindrücke und Veränderungen der Witterung*. Sie ist eine der ergiebigsten Quellen von Krankheiten, besonders der Rheumatismen und Katarrhe, und dafür ist kein andres Mittel, als sich durch täglichen Um-

gang mit der freien Luft vertraut zu erhalten. Das beste
Mittel gegen Erkältung ist, sich täglich zu erkälten.

FRIEDRICH NIETZSCHE
Hauptursachen

Man trifft, wenn man sich umsieht, immer auf Menschen,
welche ihr Lebenlang Eier gegessen haben, ohne zu bemerken, daß die länglichten die wohlschmeckendsten sind, welche nicht wissen, daß ein Gewitter dem Unterleib förderlich
ist, daß Wohlgerüche in kalter, klarer Luft am stärksten rie-
chen, daß unser Geschmackssinn an verschiedenen Stellen
des Mundes ungleich ist, daß jede Mahlzeit, bei der man gut
spricht oder gut hört, dem Magen Nachteil bringt. Man mag
mit diesen Beispielen für den Mangel an Beobachtungssinn
nicht zufrieden sein, um so mehr möge man zugestehen, daß
die *allernächsten Dinge* von den meisten sehr schlecht gesehen, sehr selten beachtet werden. Und ist dies gleichgültig? –
Man erwäge doch, daß aus diesem Mangel sich *fast alle
leiblichen und seelischen Gebrechen* der einzelnen ableiten:
nicht zu wissen, was uns förderlich, was uns schädlich ist, in
der Einrichtung der Lebensweise, Verteilung des Tages, Zeit
und Auswahl des Verkehres, in Beruf und Muße, Befehlen
und Gehorchen, Natur- und Kunstempfinden, Essen, Schlafen und Nachdenken; im *Kleinsten und Alltäglichsten un-
wissend* zu sein und keine scharfen Augen zu haben – das
ist es, was die Erde für so viele zu einer »Wiese des Unheils«
macht. Man sage nicht, es liege hier wie überall an der
menschlichen *Unvernunft*: vielmehr – Vernunft genug und
übergenug ist da, aber sie wird *falsch gerichtet* und *künstlich* von jenen kleinen und allernächsten Dingen *abgelenkt*.
Priester und Lehrer, und die sublime Herrschsucht der Idea-

listen jeder Art, der gröberen und feineren, reden schon dem Kinde ein, es komme auf etwas ganz anderes an: auf das Heil der Seele, den Staatsdienst, die Förderung der Wissenschaft oder auf Ansehen und Besitz, als die Mittel, der ganzen Menschheit Dienste zu erweisen, während das Bedürfnis des einzelnen, seine große und kleine Not innerhalb der vierundzwanzig Tagesstunden etwas Verächtliches oder Gleichgültiges sei. – Sokrates schon wehrte sich mit allen Kräften gegen diese hochmütige Vernachlässigung des Menschlichen zugunsten des Menschen und liebte es, mit einem Worte Homers, an den wirklichen Umkreis und Inbegriff alles Sorgens und Nachdenkens zu mahnen: das ist es und nur das, sagte er, »was mir zu Hause an Gutem und Schlimmem begegnet«.

ALAIN
Die Kunst, sich wohlzufühlen

Der innere Gleichmut empfängt zwar für gewöhnlich keine äußere Belohnung, ist aber zweifellos der Gesundheit förderlich. Ein glücklicher Mensch wird übersehen; der Ruhm wird ihm erst vierzig Jahre nach seinem Tod zuteil. Aber gegen Krankheit ist Glück die beste Waffe. Der Melancholiker wird darauf erwidern, daß Glück eine Wirkung sei und keine Ursache; aber das heißt, die Dinge zu sehr vereinfachen. Man liebt gymnastische Übungen, weil man kräftig ist, aber freiwillig betriebene gymnastische Übungen machen ihrerseits kräftig. Kurz, es gibt ein innerkörperliches Verhalten, welches die Abwehr von Krankheiten erleichtert, und ein anderes, welches sie erschwert. Natürlich kann man nicht so, wie man einen Finger ausstreckt, seine Eingeweide massieren; aber da Freude das eindeutige Zeichen für ein gutes innerkörperliches Verhalten ist, läßt sich mit Sicherheit annehmen, daß Gedanken, welche froh stimmen, auch zur Gesundheit disponieren. [...]

Freude macht den Körper widerstandsfähiger, als der beste Arzt zustande brächte. Die Furcht vor der Krankheit, die alles verschlimmert, besteht nicht mehr. Wenn es, wie man erzählt, Einsiedler gegeben hat, die als eine göttliche Gnade den Tod erwarteten, wundert es mich gar nicht, daß sie erst mit hundert Jahren gestorben sind. Die Zählebigkeit, die wir an Greisen beobachten, wenn sie aufgehört haben, sich noch für etwas zu interessieren, stammt wahrscheinlich daher, daß sie sich nicht mehr vor dem Sterben fürchten. Alles das sind Dinge, die zu wissen nützlich ist. So ist es nützlich, zu wissen, daß das, was den Reiter fallen läßt, seine Steifheit ist, die von der Furcht kommt. Sorglosigkeit ist eine wirkungsvolle List.

EIKE CHRISTIAN HIRSCH
Alles für die Gesundheit

Meine Ärztin hat mir alles verboten. Die Ärzte bilden eben heute den einzigen Stand, der seine Erziehungsaufgaben noch ernst nimmt. Die verbieten einfach. »Gesundheit ist Ihr höchstes Gut«, sagte sie noch. Und ich beschloß, mein Leben augenblicklich der Gesundheit zu weihen. Das wird ganz schön anstrengend werden.

Jeden Morgen werde ich Gymnastik machen müssen. Sechsunddreißig Übungen gelten als unerläßlich. Einen Leitfaden dazu habe ich schon. Oder genauer gesagt: zwei Leitfäden. Nur, welcher hat recht? Die meiste Zeit habe ich überhaupt bisher damit verbracht, herauszufinden, was denn nun wirklich gesund ist. Margarine oder Butter? Alles roh oder weichgekocht? Sonnenbaden oder lieber käseweiß? Klar ist mir schon, daß man zwar Ski-Gymnastik machen, aber beileibe nicht Ski fahren soll, weil das viel zu gefährlich ist. Aber jeden Morgen joggen wird empfohlen, allerdings nur vom Herzspezialisten, wohingegen der Orthopäde die Hände erhebt und den Joggern rät, frühzeitig einen Pflegeplatz im Krüppel- und Siechenheim zu buchen. Für die Gesundheit jedoch, sage ich mir, macht man sich gern kaputt.

Einmal im Monat zur Vorsorgeuntersuchung, das wird für mich natürlich nun Pflicht. Und wöchentlich zum Zahnarzt. Essen werde ich, immer eine Kalorientabelle in der Hand, nur noch selbstgezogene Biokost. Auch die Vitamine wollen genau berechnet sein. Das alles kostet Zeit. Ich weiß noch nicht, wie ich morgens rechtzeitig zur Arbeit kommen soll, wenn ich nach Gymnastik und Joggen erst noch auf dem Balkon den Salat gieße und dann die Körnermühle drehen muß. Gesundheit dauert echt Stunden.

Wird sie zum Hauptberuf, so sollte man sich nach einer Halbtagsstelle umsehen. Das ist auch insofern besser, als heute doch die größten Gefahren für die Gesundheit von der Berufswelt ausgehen. Sitzt man erst auf einer Halbtagsstelle, schon sitzt man gesünder.

Wie sonst sollte ich auch zu meinen täglich zehn Stunden Schlaf kommen, die als natürlich gelten? Und die braucht man tatsächlich, wenn man erst einmal den Aufputschmitteln Kaffee und Tee für immer entsagt hat. So paßt eins zum anderen. Mit den Hühnern ins Bett, das ist auch darum schon einleuchtend, weil man dann gar nicht in die Versuchung kommt, sich den gesundheitsschädigenden Einflüssen der Vergnügungslokale auszusetzen. Keinen Alkohol, keine Zigaretten mehr, kein Fernsehen und keine Gruselfilme mit ihren Herzattacken. Außerdem ist der Schlaf vor Mitternacht der gesündeste.

Nur eins ist mir noch nicht ganz klar: Wie ich auf meiner künftigen Halbtagsstelle genug verdienen soll, um mir so viel Gesundheit leisten zu können. Die Tees und das

Frischgemüse, den Honig und die Naturwässerchen, von der Körnermühle und dem Naturbett mal ganz abgesehen? Allein der Etat für Gesundheitsbücher und Spezialzeitschriften! Und ohne diese Literatur weiß man doch gar nicht, was man hat. Oder besser: was einem fehlt.

Man soll jedoch, so wird uns verheißen, bei konsequent gesunder Lebensweise mindestens fünfzehn Jahre älter werden. Bleibt nur offen, ob sich das Älterwerden bei solch einem Leben noch lohnt. Nein, ich sehe schon, ich lasse mir besser doch nichts verbieten. Wenn man sich auf die Gesundheit wirklich einläßt, wird man bestimmt noch ganz krank davon.

EUGEN ROTH
Vorbeugen

Daß es nicht komme erst zum Knaxe,
Erfand der Arzt die Prophylaxe.
Doch lieber beugt der Mensch, der Tor,
Sich vor der Krankheit, als ihr vor.

Textnachweise

ALAIN

Denk an die Gegenwart*, S. 119; *Die Zukunft ist offen**, S. 130; *Die Kunst, sich wohlzufühlen*, S. 201; aus: Die Pflicht, glücklich zu sein. Aus dem Französischen von Albrecht Fabri. © Suhrkamp Verlag Frankfurt am Main 1975, S. 133-134; S. 27-28; S. 209-211.

PETER ALTENBERG

Sanatorium für Nervenkranke, S. 143; aus: Expedition in den Alltag. In: Gesammelte Werke in 5 Bänden. Band 1. Herausgegeben von Werner J. Schweiger. S. Fischer Verlag GmbH, Frankfurt am Main 1987, S. 261-262.

STEFAN ANDRES

Ziel und Sehnsucht, S. 67; aus: Die Parabel vom Ziel und der Sehnsucht. In: Mein Thema ist der Mensch. © Piper Verlag GmbH, München 1990, S. 74.

FRANCIS BACON

Über die Pflege der Gesundheit, S. 196; aus: Essays. Herausgegeben von L. Schücking. Übersetzung von Elisabeth Schücking. (Diese Ausgabe erschien erstmals als Band 71 der Sammlung Dieterich, einer Marke der Aufbau Verlag GmbH & Co. KG.) © Aufbau Verlag GmbH & Co. KG, Berlin.

PETER BAMM

Über die Kunst zu warten, S. 96; aus: Ein Leben lang. Deutsche Verlags-Anstalt, Stuttgart 1976, S. 31-33. © by Peter Bamm.

CHARLES BAUDELAIRE

Aufschwung, S. 78; aus: Die Blumen des Bösen. Aus dem Französischen von Carlo Schmid. © Insel Verlag Frankfurt am Main 1976, S. 17.

LUDWIG BECHSTEIN

Das Märchen vom Schlaraffenland, S. 31; aus: Sämtliche Märchen. Deutscher Bücherbund Stuttgart/Hamburg, S. 226-230. Lizenzausgabe des Winkler Verlags, München 1965.

WALTER BENJAMIN

Günstige Bedingung*, S. 158; aus: Erzählung und Heilung. In: Gesammelte Schriften. Band IV.1: Kleine Prosa. Herausgegeben von Tillman Rexroth. © Suhrkamp Verlag Frankfurt am Main 1972, S. 430.

NOAH BEN SHEA

Ein Mann mit einer Laterne, S. 70; aus: Einfache Wahrheiten für eine schwierige Welt. Die Lebensweisheiten von Jakob dem Bäcker. Übersetzt von Margarete Längsfeld. Goldmann Verlag, München 1989, S. 42. Alle Rechte an der deutschen Übersetzung von Margarete Längsfeld beim Wilhelm Goldmann Verlag, München, einem Unternehmen der Verlagsgruppe Random House GmbH.

PETER BICHSEL
Die Zeit, S. 88; aus: Zur Stadt Paris. Geschichten. © Suhrkamp Verlag Frankfurt am Main 1993, S. 69.

GIOVANNI DI BOCCACCIO
Mit List und Tücke*, S. 23; aus: Das Dekameron. Übersetzt von Albert Wesselski. © Insel-Verlag Leipzig 1909, S. 781-786.

LILY BRETT
Hypochondrie, S. 154; aus: New York. Aus dem Amerikanischen von Melanie Walz. © Franz Deuticke Verlag, Wien/München 2000, S. 61-63.

ART BUCHWALD
TÜV*, S. 51; *Der Bettenberg*, S. 173; aus: Neue Satiren. Übersetzung aus dem Amerikanischen von Wolfgang Ebert. © 1963 by nymphenburger in der F. A. Herbig Verlagsbuchhandlung GmbH, München, S. 227-229; S. 230-232.

MICHAIL BULGAKOW
Tagebuch eines Kranken*, S. 54; aus: Der Fliegende Holländer. In: Wohnraum auf Rädern und andere Erzählungen. Hg. von Felix P. Ingold. Aus dem Russischen von Liesl Ujvary unter Mitwirkung von Regula Heusser. Copyright © der deutschen Übersetzung 1975 by Verlags AG Die Arche, Zürich, S. 109-111.

GOTTFRIED AUGUST BÜRGER
Münchhausen im Sumpf*, S. 74; aus: Münchhausen. Insel Verlag Frankfurt am Main 1976, S. 53-54.

WILHELM BUSCH
Eine Nachtgeschichte, S. 28; aus: Sämtliche Werke. Band 1. Herausgegeben von Rolf Hochhuth. Bertelsmann Lesering 1959, S. 75-76.

EMILE M. CIORAN
Beichten durch den Leib*, S. 129; aus: Leidenschaftlicher Leitfaden. Aus dem Rumänischen von Ferdinand Leopold. © Suhrkamp Verlag Frankfurt am Main 1998, S. 109.

EMIL COUÉ
Autosuggestion*, S. 82; aus: Die Selbstbemeisterung durch bewußte Autosuggestion. Übersetzt von Paul Amann. 278.-287. Tausend. Schwabe AG Verlag, Basel 2005, S. 14-20, und aus: Was ich sage. Auszug aus mei-

nen Vorträgen. 10. unveränderte Auflage. Übersetzt von J. Schwabe.
Schwabe AG Verlag, Basel 2007, S. 72-73.

HAROLD COURLANDER

Der Held von Adi Nifas, S. 29; aus: Tam Tam und andere Erzählungen
aus Ost-, West- und Zentralafrika. Nacherzählt von Harold Courlander und Wolf Leslau. Aus dem Amerikanischen von Elisabeth Dunant.
Herausgegeben von Marie Louise Lüscher. Copyright © der deutschen
Übersetzung 1962 Diogenes Verlag AG Zürich, S. 123-125.

NORMAN COUSINS

Das Lachwunder*, S. 134; aus: Der Arzt in uns selbst. Anatomie einer Krankheit aus der Sicht der Betroffenen. Copyright für die deutsche Übersetzung von Klaus Schomburg und Sylvia M. Schomburg-
Scherff © 1981 by Rowohlt Verlag GmbH, Reinbek bei Hamburg,
S. 37-38.

LEONARDO DA VINCI

Geduld*, S. 87; aus: Gleichnis der Geduld. In: Philosophische Tagebü-
cher. Copyright für die deutsche Übersetzung von Giuseppe Zamboni
© 1958 by Rowohlt Verlag GmbH, Reinbek bei Hamburg, S. 109.

RENÉ DESCARTES

Über das Seufzen, S. 113; aus: Die Leidenschaften der Seele. Herausgegeben und übersetzt von Klaus Hammacher. Philosophische Bibliothek.
Band 345. © Felix Meiner Verlag, Hamburg 1996, S. 203, 205.

HEIMITO VON DODERER

Lebensfreude*, S. 66; aus: Repertorium. Ein Begreifbuch. Herausgegeben von Dietrich Weber. Verlag C. H. Beck, München, S. 147-148.
© 1969 Verlag C. H. Beck, München.

HILDE DOMIN

Auf der andern Seite des Monds, S. 89; *Einhorn*, S. 105; aus: Gesammelte Gedichte. © S. Fischer Verlag GmbH, Frankfurt am Main 1987,
S. 231; S. 228.

GÜNTER EICH

Ode an meinen Ohrenarzt, S. 142; aus: Gesammelte Werke. Band 1:
Die Gedichte. Die Maulwürfe. Herausgegeben von Axel Vieregg. © Suhrkamp Verlag Frankfurt am Main 1973, S. 307.

MICHAEL ENDE

Der Scheinriese*, S. 17; aus: Jim Knopf und Lukas der Lokomotivführer. Litera Buch- und Verlags AG, Basel, S. 126-138. © 1960 by Thienemann Verlag (Thienemann Verlag GmbH), Stuttgart-Wien. www.thiene
mann.de

EPIKUR

Kurz und heftig*, S. 114; aus: Die Hauptlehrsätze. In: Philosophie der Freude. Übertragen und mit einem Nachwort versehen von Paul M. Laskowsky. Insel Verlag Frankfurt am Main 1988, S. 63-64. Die Rechte an der Nutzung der deutschen Übersetzung von Paul M. Laskowsky liegen beim Wilhelm Goldmann Verlag, in der Verlagsgruppe Random House GmbH.

HEINZ ERHARDT

Rezept, S. 195; aus: Das große Heinz Erhardt-Buch. © 2009 Lappan Verlag Oldenburg.

SIGMUND FREUD

Flucht in die Krankheit*, S. 145; aus: Über Psychoanalyse. Fünf Vorlesungen. In: Gesammelte Werke. Band 8. S. Fischer Verlag GmbH, Frankfurt am Main 1943, S. 52-54. © Imago Publishing Co. London 1943.

MAX FRISCH

Ein wirkliches Leben*, S. 65; aus: Stichworte. Ausgesucht von Uwe Johnson. © Suhrkamp Verlag Frankfurt am Main 1975, S. 127-128.

CHRISTIAN FÜRCHTEGOTT GELLERT

Das Land der Hinkenden, S. 126; aus: Paul Alverdes, Rabe, Fuchs und Löwe. Fabeln der Welt. Franz Ehrenwirth Verlag, München 1962, S. 158-159.

ROBERT GERNHARDT

Mein Körper*, S. 110; *Sei gut zu dir** (Auszug aus: Sinngedicht), S. 158; aus: Gesammelte Gedichte 1954-2006. © S. Fischer Verlag GmbH, Frankfurt am Main 2008.

JOHANN WOLFGANG GOETHE

Eines Menschen Leben, S. 71; *Guter Rat*, S. 87; aus: Goethes Gedichte in zeitlicher Folge. Herausgegeben von Heinz Nicolai. Insel Verlag Frankfurt am Main 1982, S. 326; S. 146.

FRANZ GRILLPARZER

Guter Rat*, S. 151; aus: Consilium medicum. In: Werke in 8 Bänden. Band 1: Ausgewählte Gedichte. J. G. Cottasche Buchhandlung Nachf., Stuttgart 1872, S. 155-156.

JOHANN PETER HEBEL

Der geheilte Patient, S. 159; aus: Schatzkästlein des rheinischen Hausfreundes. Herausgegeben und mit einem Nachwort versehen von Jan Knopf. Insel Verlag Frankfurt am Main 1984, S. 187-190.

HERMANN HESSE

Bewölkter Himmel, S. 35; aus: Wanderung. © Suhrkamp Verlag Frankfurt am Main 1975, S. 115-119; *Schwingungen**, S. 75; aus: Die Kunst des Müßiggangs. Kurze Prosa aus dem Nachlaß. Herausgegeben von Volker Michels. © Suhrkamp Verlag Frankfurt am Main 1973, S. 180-183.

EIKE CHRISTIAN HIRSCH

Wer nichts hat ..., S. 171; *Alles für die Gesundheit*, S. 202; aus: Kopfsalat. Spott-Reportagen für Besserwisser. Copyright © 1988 by Hoffmann und Campe Verlag, Hamburg, S. 141-142; S. 85-86.

FRANZ HOHLER

66 Fragen, S. 98; aus: Ein eigenartiger Tag. Hermann Luchterhand Verlag Darmstadt/Neuwied 1979, S. 49-52. © Franz Hohler. Abdruck mit freundlicher Genehmigung.

FRIEDRICH HÖLDERLIN

Des Morgens, S. 102; aus: Sämtliche Gedichte. Herausgegeben von Jochen Schmidt. Insel Verlag Frankfurt am Main und Leipzig 1999, S. 219.

CHRISTOPH WILHELM HUFELAND

Wie man das Leben verlängert, S. 68; *Sinnesreize**, S. 107; *Überspannte Einbildung*, S. 152; *Der tägliche Luftgenuß**, S. 198; aus: Die Kunst, das menschliche Leben zu verlängern. Insel Verlag Frankfurt am Main und Leipzig 1995, S. 50-52; S. 212-213; S. 144-146; S. 178-180.

MARIE LUISE KASCHNITZ

Im Bockshorn, S. 47; aus: Steht noch dahin. Insel Verlag Frankfurt am Main und Leipzig 1995, S. 14. © Insel Verlag Frankfurt am Main 1970.

ERICH KÄSTNER

Wiegenlied für sich selber, S. 39; aus: Lärm im Spiegel. Atrium Verlag, Zürich 1985, S. 28-30. © Atrium Verlag, Zürich, und Thomas Kästner; *Brief aus einem Herzbad*, S. 194; aus: Gesang zwischen den Stühlen. Atrium Verlag, Zürich 1985, S. 68-69. © Atrium Verlag, Zürich, und Thomas Kästner.

BRIGITTE KRONAUER

Ein Mensch, der wohltut*, S. 71; aus: Die gemusterte Nacht. Erzählungen. © Klett-Cotta, Stuttgart 1981, S. 57-58.

GÜNTER KUNERT

Im Winter*, S. 41; aus: Winter und Krankheit. In: Verspätete Monologe. © 1981 Carl Hanser Verlag München, S. 161-162.

SIEGFRIED LENZ

Über den Schmerz, S. 115; aus: Über den Schmerz. Copyright © 1998 by Hoffmann und Campe Verlag, Hamburg, S. 20-23, 27-29.

GEORG CHRISTOPH LICHTENBERG
*Hier und jetzt**, S. 125; *Ein pathologischer Egoist**, S. 157; aus: Su-
delbücher. In: Schriften und Briefe. Band 1. Herausgegeben von
Franz H. Mautner. Insel Verlag Frankfurt am Main 1983, S. 569-570;
S. 442.

ERWIN LIEK
*Der innere Ingenieur**, S. 140; aus: Das Wunder in der Heilkunde. Hippokrates Verlag, Stuttgart 1951, S. 50-52.

THOMAS MANN
*Frau Oberin**, S. 178; aus: Der Zauberberg. © S. Fischer Verlag, Berlin
1924. Alle Rechte vorbehalten S. Fischer Verlag GmbH, Frankfurt am
Main, S. 233-238.

ALBERT MEMMI
Die Früchte des Friedens, S. 101; *Die Zärtlichkeiten*, S. 111; aus: Das
kleine Glück. 52 Betrachtungen. Aus dem Französischen von Kirsten
Kleine. Insel Verlag Frankfurt am Main und Leipzig 1999, S. 13; S. 17-
19. © Donata Kinzelbach Verlag, Mainz.

CHARLES DE MONTESQUIEU
*Dichter im Fieber**, S. 136; aus: Vom glücklichen und weisen Leben.
Aus dem Französischen von Erwein Freiherr von Aretin. Diogenes Taschenbuch Verlag, Zürich 1990, S. 178. Abdruck mit freundlicher Genehmigung von Karl Otmar Freiherr von Aretin.

CHRISTIAN MORGENSTERN
*Reinigung**, S. 129; *Heilung*, S. 167; aus: Stufen. In: Gesammelte Werke
in einem Band. Hg. von Margareta Morgenstern. Deutscher Bücherbund Stuttgart/Hamburg 1966, S. 416; S. 271. Lizenzausgabe des Piper
Verlags, München 1965.

KARL PHILIPP MORITZ
*Die Büchse der Pandora**, S. 38; aus: Götterlehre. Insel Verlag Frankfurt
am Main 1979, S. 32-33.

MARGARETE VON NAVARRA
Die Frau des Sattelmachers, S. 132; aus: Das Heptameron. Übersetzt
von Walter Widmer. Winkler Verlag, München 1960, S. 748-750. © Ar-
temis & Winkler Verlag, Düsseldorf/Zürich.

FRIEDRICH NIETZSCHE
Arznei der Seele, S. 39; *Hauptursachen**, S. 200; aus: Menschliches, All-
zumenschliches. Insel Verlag Frankfurt am Main 1982, S. 436; S. 448-
449.

ERNST NOWAK

Der Regen*, S. 103; aus: Schluß. In: Das Versteck. Residenz Verlag, Salzburg/Wien 1978, S. 44-46. © Ernst Nowak. Abdruck mit freundlicher Genehmigung.

ERNST PENZOLDT

In der eigenen Gesellschaft*, S. 121; *Mutation*, S. 141; *Besuch**, S. 183; aus: Der dankbare Patient. © Suhrkamp Verlag Frankfurt am Main 1955, S. 46; S. 55; S. 120-123.

ARNO PLACK

Vom Warten, S. 80; aus: Philosophie des Alltags. Deutsche Verlags-Anstalt Stuttgart 1979, S. 71-73.

ERIKA PLUHAR

Das Leben siegt, S. 72; aus: Zwischen die Horizonte geschrieben, Lieder, Lyrik, kleine Prosa. Carl Ueberreuter Verlag, Wien 1992, S. 159.

MARCEL PROUST

Nervöse Naturen*, S. 147; aus: Auf der Suche nach der verlorenen Zeit. Band 3.1: Die Welt der Guermantes. Aus dem Französischen von Eva Rechel-Mertens. © Suhrkamp Verlag Frankfurt am Main 1955, S. 399-400, S. 402-405.

HELMUT QUALTINGER

Kranken-Spar-Kasse, S. 164; aus: Carl Merz und Helmut Qualtinger, Blattl vorm Mund. Satiren für den Kurier und andere Texte. Band 5. Werkausgabe in 5 Bänden. Herausgegeben von Traugott Krischke. © Deuticke im Paul Zsolnay Verlag Wien 1997, S. 155-157.

FRANÇOIS RABELAIS

Die Ursach der Beschwer*, S. 162; aus: Gargantua und Pantagruel. Herausgegeben von Horst und Edith Heintze. Insel Verlag Frankfurt am Main 1974, S. 312-313. (Diese Ausgabe erschien erstmals als Band 306/307 der Sammlung Dieterich, einer Marke der Aufbau Verlag GmbH & Co. KG.) © Aufbau Verlag GmbH & Co. KG, Berlin 1970, 1992.

RAINER MARIA RILKE

Die Verwandlung der Drachen*, S. 121; aus: Briefe an einen jungen Dichter. In: Werke in vier Bänden. Band 4: Schriften. Herausgegeben von Horst Nalewski. Insel Verlag Frankfurt am Main und Leipzig 1996, S. 539-545.

JOACHIM RINGELNATZ

Schwebende Zukunft, S. 108; aus: Sämtliche Gedichte. Copyright © 1997 Diogenes Verlag AG Zürich. ... *als eine Reihe von guten Tagen*, S. 73; aus: Allerdings. Gedichte. Ernst Rowohlt-Verlag Berlin 1928.

EUGEN ROTH

Wunderbalsam, S. 114; *Vorbeugen*, S. 204; aus: Der Wunderdoktor. Heitere Verse. Alexander Dunker Verlag, Weimar 1940, S. 92; S. 36. Abdruck mit freundlicher Genehmigung der Erben.

JEAN-JACQUES ROUSSEAU

Die Langeweile des Wohlbefindens*, S. 136; aus: Bekenntnisse. Aus dem Französischen von Ernst Hardt. Insel Verlag Leipzig 1955, S. 313-316.

FRIEDRICH RÜCKERT

Der Apotheker, S. 192; aus: Herr Je das Nichts ist bodenlos. Unsinn in Poesie und Prosa. Herausgegeben von Wilhelm Höck. Franz Ehrenwirth Verlag, München 1968, S. 81-82.

HANS SCHIEBELHUTH

Vorlautes Blau, S. 101; aus: Werke. Band 1: Gedichte 1916-1936. Herausgegeben von Manfred Schlösser. Schriftenreihe Agora Band 20. Agora Verlag Darmstadt/Zürich 1966, S. 283. © Agora Verlag Berlin. Abdruck mit freundlicher Genehmigung.

KURT SCHWITTERS

Frau Meier leidet*, S. 143; aus: Das Totenbett. In: Das literarische Werk. Band 3: Prosa 1931-1948. DuMont Buchverlag, Köln 1975, S. 14. © 1973, Kurt Schwitters, Das gesamte literarische Werk, DuMont Buchverlag Köln.

BERNARD SEEMANN

Ein Prinzip des Lebens*, S. 118; aus: Über den Schmerz. Geschichte der Schmerzbekämpfung. Sauer Verlag, Heidelberg 1965, S. 9-10.

INA SEIDEL

Lebe intensiv!*, S. 66; aus: Aus den schwarzen Wachstuchheften. Unveröffentlichte Texte. Herausgegeben von Christian Ferber. © 1980 Deutsche Verlags-Anstalt, München, in der Verlagsgruppe Random House GmbH, S. 48.

GEORGE BERNARD SHAW

Ein Interessenkonflikt*, S. 185; aus: Vorrede über Ärzte. In: Des Doktors Dilemma. Aus dem Englischen von Hans Günter Michelsen. Suhrkamp Verlag Frankfurt am Main 1991, S. 11-12. © der Vorrede: Suhrkamp Verlag Frankfurt am Main 1952.

MICHAIL SOSTSCHENKO

Die Operation, S. 175; aus: Bleib Mensch Genosse. Satiren und Grotesken. Übersetzung aus dem Russischen von Grete Willinsky. Deutscher Taschenbuch Verlag 1972, S. 102-103. © 1972 by Langen Müller in der F. A. Herbig Verlagsbuchhandlung GmbH, München.

HEINRICH SPOERL

*Bitte recht gründlich**, S. 56; *Ferien vom Du*, S. 93; aus: Man kann ruhig darüber sprechen – Heitere Geschichten und Plaudereien. © 1937, Heinrich Spoerl vertreten durch die Gustav Kiepenheuer Bühnenvertriebs-GmbH, Berlin.

FRIEDRICH STOLTZE

Das Leberleiden, S. 50; aus: Werke in Frankfurter Mundart. Herausgegeben von Fritz Grebenstein. Verlag Waldemar Kramer, Frankfurt am Main 1953, S. 590-591.

KURT TUCHOLSKY

*Irgendwas ist immer**, S. 62; *Was machen Menschen, wenn sie alleine sind?*, S. 90; *Rezepte gegen Grippe*, S. 167; aus: Gesammelte Werke. Rowohlt Taschenbuch Verlag, Reinbek 1975. Band 3: 1921-1924, S. 329-331; Band 4: 1925-1926, S. 513-515; Band 9: 1931, S. 125-127. Copyright © Rowohlt Verlag, Reinbek 1960.

MARK TWAIN

*Als Tom einmal die Schule schwänzen wollte**, S. 13; aus: Tom Sawyers Abenteuer. Aus dem Amerikanischen von Gisbert Haefs. Insel Verlag Frankfurt am Main 2007, S. 57-61.

KARL VALENTIN

Beim Arzt, S. 48; *In der Apotheke*, S. 188; aus: Sämtliche Werke in acht Bänden. Band 4: Dialoge. © 1996 Piper Verlag GmbH, München.

MARTIN WALSER

*Ich liege**, S. 42; aus: Das Einhorn. Roman. © Suhrkamp Verlag Frankfurt am Main 1966, S. 9, S. 12-16.

ROBERT WALSER

Denke dran, S. 88; *Rede an einen Knopf*, S. 105; *Eine Art Gegengewicht**, S. 127; aus: Sämtliche Werke in Einzelausgaben. Herausgegeben von Jochen Greven. Suhrkamp Verlag Frankfurt am Main 1985. Band 16: Träumen, S. 376-377; Band 6: Poetenleben, S. 108-110; Band 9: Geschwister Tanner, S. 241-242. © Suhrkamp Verlag Zürich 1978 und 1985.

KARL JULIUS WEBER

*Vom Einfluß des Lachens**, S. 190; aus: Einfluß des Lachens auf die Gesundheit. In: Demokritos oder hinterlassene Papiere eines lachenden Philosophen. Band 1. Riegersche Verlagsbuchhandlung, Stuttgart 1868, S. 116-118.

WEBESIUS

Der Darmstädter incognito, S. 113; aus: Die Naturgeschichte der Fürze. Verlag H. P. Gassner, Vaduz 1981, S. 22-23.

ROR WOLF

Schurke, S. 79; aus: Raoul Tranchirers Welt- und Wirklichkeitslehre aus dem Reich des Fleisches. Anabas-Verlag, Gießen 1990, S. 141.

Die mit einem * versehenen Titel stammen vom Herausgeber.

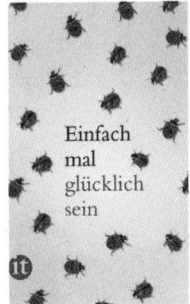

Geschichten von Glückssuchern und Glückspilzen

Einfach
mal
glücklich
sein

Was ist Glück? Und wie finden wir es – oder findet es uns?
Ob Millionär oder Bettler, Kind oder Greis: Jeder sehnt sich danach. Was
Glück aber ist, das muß jeder für sich alleine herausfinden. William
Somerset Maugham, Katherine Mansfield, Alice Munro, Peter Handke,
Zsuzsa Bánk und viele andere erzählen von zufriedenen, vergnügten, seli-
gen und einfach glücklichen Menschen.

Einfach mal glücklich sein
Ausgewählt von Patrick Hutsch. insel taschenbuch 4032.
193 Seiten

Hat der Garten uns oder haben wir ihn?

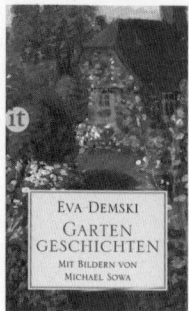

Auf vielerlei Pfaden geht Eva Demski in ihrem Buch dem besonderen Verhältnis zwischen Mensch und Garten nach, sie erzählt vom Glück des Gelingens und von der Erschaffung eines Stücks Himmel auf Erden.
»Er hat mich mehr als einmal gerettet, der Garten: die Dinge zurechtgerückt, mich zum Lachen gebracht, wenn mir zum Heulen war. Er bereitet mir Niederlagen, aber er tröstet mich, wenn die Welt mir welche bereitet.«

»Schon lange nicht mehr war so ein anregendes, kluges und charmantes Buch über Garten und Gartenmenschen auf dem Büchermarkt.«
Frankfurter Allgemeine Zeitung

Eva Demski, Gartengeschichten
Mit Bildern von Michael Sowa. insel taschenbuch 4003. 235 Seiten

Vom Finden und Behalten der Liebe

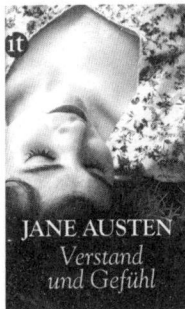

Verstand und Gefühl erzählt von dem Abenteuer, den Mann fürs Leben zu finden. Und ihn auch zu behalten …
Die Schwestern Elinor und Marianne Dashwood könnten unterschiedlicher nicht sein. Erstere verkörpert Verstand, Selbstbeherrschung und Reserviertheit, letztere Gefühl, Leidenschaft und Impulsivität. Beide treffen auf ihre große Liebe – und beide müssen schmerzhaft erfahren, daß das Glück nicht nur eine Frage des Gefühls ist …

»Einmal im Leben sollte jede das Recht haben, aus Liebe zu heiraten.«
Jane Austen

Jane Austen, Verstand und Gefühl
Aus dem Englischen von Angelika Beck. insel taschenbuch 4010.
468 Seiten

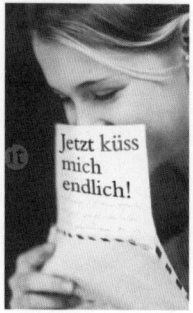

**Geschichten vom Rausch der ersten Liebe,
vom Sehnen und Träumen**

Eine zufällige Begegnung, eine Berührung, ein Blick, es hat gefunkt, wir
sind verliebt, und nichts ist mehr so, wie es eben noch war.

Wie es sich anfühlt, wenn uns die Liebe überfällt oder wir sie wieder verlieren, davon erzählen die Geschichten von Clemens Meyer, A. L. Ken-
nedy, Roberto Bolaño, Judith Hermann und vielen anderen.

Jetzt küss mich endlich!
Herausgegeben von Patrick Hutsch. insel taschenbuch 4016. 187 Seiten

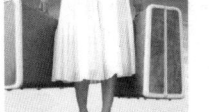

Orte des Glücks

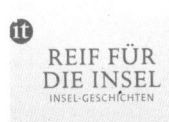

**REIF FÜR
DIE INSEL**
INSEL-GESCHICHTEN

Inseln sind Orte des Glücks. Capri, Sylt, Jamaika, Island, Kreta, Lanzarote oder die Taka-Tuka-Insel: Bei über hunderttausend Inseln ist es nicht immer leicht, die eigene zu finden. Die in diesem Band versammelten Autorinnen und Autoren haben »ihre« Insel gefunden: Julio Cortázar, Eva Demski, Robert Gernhardt, Judith Hermann, Patricia Highsmith, Wladimir Kaminer, Cees Nooteboom, Robert Walser und viele andere.

Reif für die Insel. Insel-Geschichten
Herausgegeben von Susanne Gretter. insel taschenbuch 4007. 162 Seiten

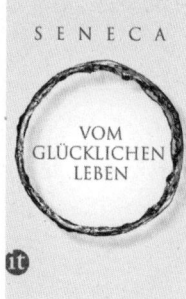

Anleitung zum Glücklichsein

Was ist das Glück? Das fragte sich schon vor 2000 Jahren der römische Philosoph Seneca und verfaßte mit seinem Werk *Vom glücklichen Leben* die bis heute meistgelesene und genaueste Anleitung zum Glücklichsein. Alltagsnah beschreibt der Philosoph die höchsten Güter des Menschen – Gesundheit, Freiheit, Harmonie und Schönheit – und stellt sich die Frage, weshalb vor allem die innere Ruhe für das Wohlbefinden eines Menschen so bedeutsam ist. Kaum ein Text der Antike ist so klar und leicht verständlich zu lesen und so mühelos auf die heutige Zeit anzuwenden.

Seneca, Vom glücklichen Leben
Herausgegeben und aus dem Lateinischen übertragen von Heinz Berthold. insel taschenbuch 4045
Etwa 160 Seiten

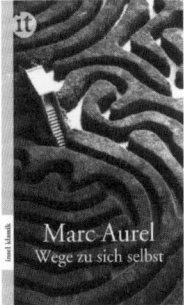

Wege zur inneren Ruhe

Schon Friedrich Nietzsche hat Marc Aurels Wege zu sich selbst als »Stärkungsmittel« empfohlen. Auch heutigen Lesern kann dieses Buch des großen Stoikers ein wertvoller Begleiter durch den Alltag und Anleitung zur inneren Ruhe und Gelassenheit sein.

Aurels meditative Gedanken und Aphorismen zeugen von großer Lebensweisheit und Liebe zu den Menschen. Das Glück im Inneren finden und sich nicht von den äußeren Stürmen mitreißen lassen – das ist die wertvolle Erkenntnis dieser unvergänglichen Sammlung von Leitsätzen.

Marc Aurel, Wege zu sich selbst
Aus dem Lateinischen von Otto Kiefer. insel taschenbuch 4027
197 Seiten